Christine Menges

Jung bleiben mit Hund

1 x 1 der Hundehaltung für Senioren

51 Farbfotos

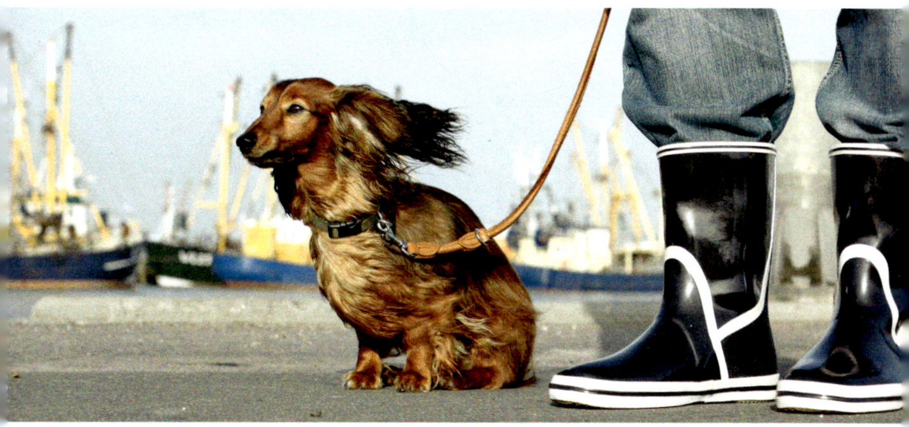

Ulmer

Inhalt

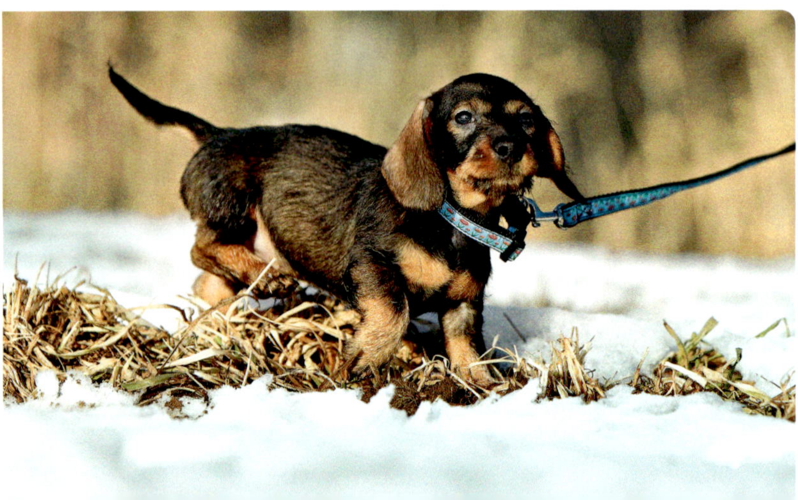

Vorwort

Es gibt so viele Bücher über Hunde – wie sie denken und fühlen, was in ihren Köpfen abläuft. Aber wo steht, wie Menschen denken und fühlen und was in ihren Köpfen abläuft, wenn sie eines Tages nicht mehr so gut zu Fuß sind oder der treue Genosse vor ihnen von dieser Welt geht?

Sich einen neuen vierbeinigen Gefährten ins Haus zu holen, das trauen sich die Betroffenen dann oft nicht ... Und nicht selten nimmt ihnen die Familie dann noch aus Unwissenheit den letzten Mut. Es fallen Sätze wie „Du bist doch schon zu alt für einen Hund!“ oder „Du wirst ja mit einem Hund nicht mehr fertig!“. Aber es spricht nichts gegen einen neuen Hund!

Wenn ich ein Motto über die Tür meiner Tierarztpraxis schreiben sollte, so würde es lauten: „Lebensqualität zählt!“ Dieses Motto bewegt mich dazu, möglichst vielen Menschen und Hunden genau dazu zu verhelfen: zu einem erfüllten gemeinsamen Leben.

Wenn man in über 20 Jahren Praxis als Tierärztin jede Menge Erfahrungen gemacht hat, wie das Leben mit einem Vierbeiner – glücklich – aussehen kann, dann soll man das doch nicht für sich behalten! So habe ich mich entschlossen hier aufzuschreiben, wie es bei guter Vorbereitung möglich ist, auch in höherem Alter oder mit dem ein oder anderen Handicap ein wunderbares Leben mit und durch einen kleinen Hund zu führen.

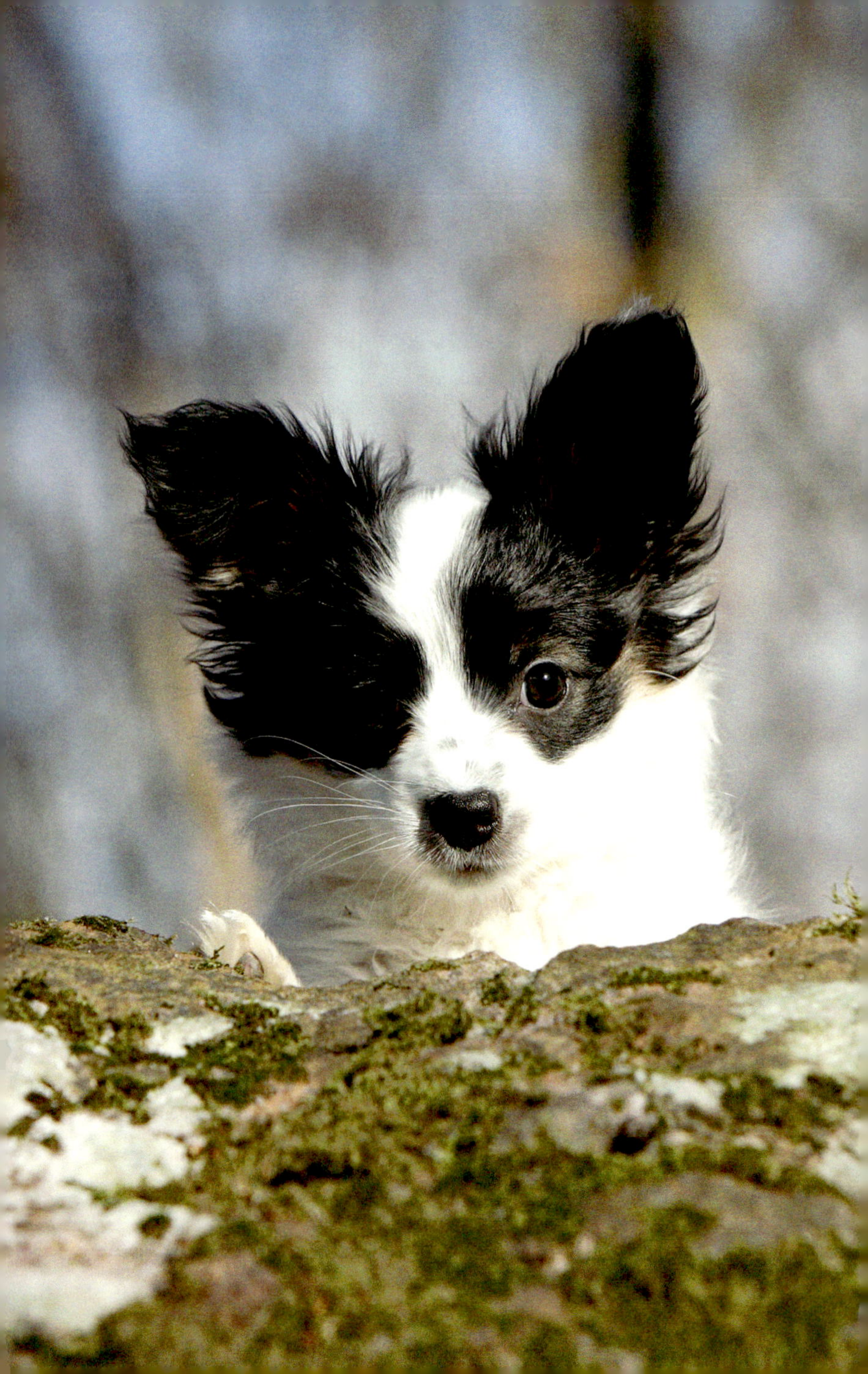

Hund, ja oder nein?

Gute Gründe für uns selbst

Ein kleiner Freund macht große Freude!

Soll man sich wirklich selbst zu alt für einen neuen Hund fühlen, Trauer um ein geliebtes Tier nicht noch einmal erleben wollen? Es gibt einige Gründe, die gegen einen neuen vierbeinigen Gefährten sprechen. Aber viel mehr Gründe sprechen dafür!

Der „letzte" Hund

In meiner Tierarztpraxis finde ich es immer wieder sehr beeindruckend, wie besonders ältere Menschen rührend ruhig und gefasst damit umgehen, dass sie ihr altes Tier hergeben müssen. Sie sind zutiefst traurig um ihren Hund, halten ihren Liebling aber nicht auf, wenn es gilt, ihn von seinen Leiden zu erlösen. Das muss die Weisheit des Alters sein, das verdient Achtung.

„Das ist nun unser letzter Hund", oder „Ich bin für einen neuen Hund zu alt", sind oft gehörte Sätze, wenn die Trennung von einem alten Tier ansteht. „Was ist, wenn ich früher sterbe als das neue Tier? Wer soll dann für das Tier sorgen? Mein Liebling soll niemandem zur Last fallen."

Diese Sorgen sind zwar rücksichtsvoll und verständlich. Aber die Länge des Lebens von Mensch und Tier – unbhängig davon, wer von

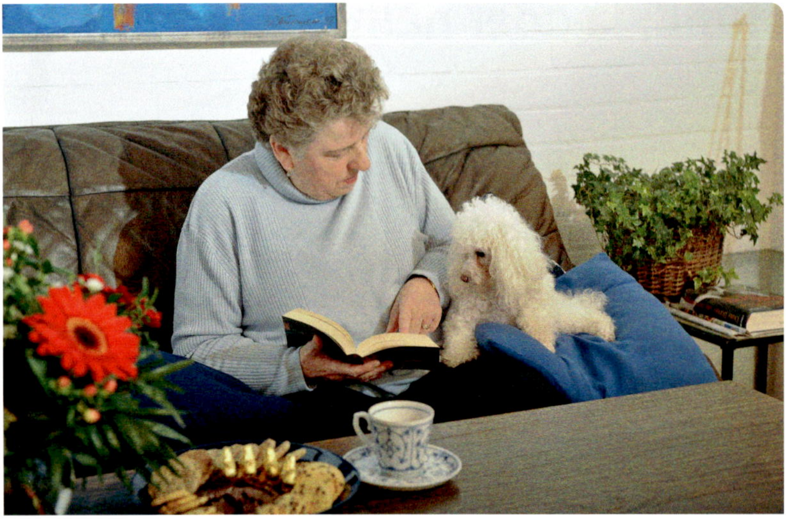

Was lesen wir heute? Gemütlichkeit an jedem Tag.

beiden alt oder jung ist – ist Gott sei Dank nicht vorhersehbar!

Oft geht mit dem geliebten Hund der letzte Partner aus dem Leben älterer Menschen. Es wird sehr ruhig in der Wohnung. Niemand freut sich zur Begrüßung, kein Schwanzwedeln, kein Bellen, kein Lungern um leckeres Futter. Plötzlich werden diese Menschen still. Man sieht sie kaum noch auf der Straße. Nichts interessiert sie mehr so richtig. Das ist traurig. Wer möchte schon seine Mutter, seine Großmutter, seinen Onkel oder seine Nachbarn so bedrückt und desinteressiert sehen?

Aus all diesen Gründen gilt: Es ist auf keinen Fall richtig, kein Tier zu haben!

Viele Menschen werden heute rüstig und vergnügt 80, 85, 90 Jahre alt oder älter (Johannes

Heesters zum Beispiel!) – und da soll man mit 70 oder 75 Jahren keinen Hund mehr haben?

Man soll doch! Notwendig ist allerdings eine Betrachtung der eigenen Lebensumstände, um danach den passenden Vierbeiner auszusuchen. Dazu gehören solche Fragen wie: Wo und wie lebe ich? Welche Handicaps habe ich selbst? Wie beweglich bin ich? Welcher Typ Hund kann mein Leben bereichern?

Trauer zulassen, aber ...

„Wie soll ich bloß ohne ihn weiterleben?“, denkt so mancher Hundebesitzer nach dem Verlust seines so vertrauten Gefährten. Nach dem Tod des geliebten Vierbeiners sollte man die Trauer erst einmal zulassen. Man soll ruhig um ein Tier weinen, denn Tränen reinigen die Seele.

Eines ist klar: Kein anderer Hund kann diesen einen ersetzen! Und es soll auch keiner ihn ersetzen. Dieser geliebte Freund war einmalig!

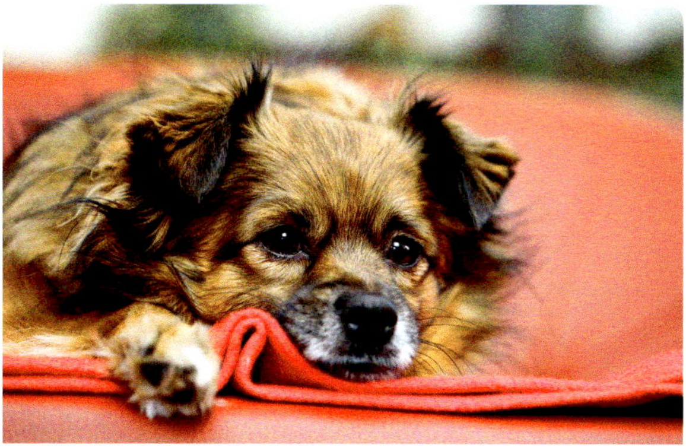

Auch ein treuer Freund wird einmal alt.

Das, was man an diesem Tier geliebt hat und was einen mit ihm verband, kann einem niemand nehmen. Seine besondere Mimik, seine Wärme, seine Nähe bleiben immer in der Erinnerung.

Nun gehen Menschen sehr unterschiedlich mit einem solchen Verlust um. Der eine braucht längere Zeit, um darüber hinwegzukommen; er wird also eine Weile warten, bis er sich einen neuen Freund auf vier Pfoten zulegt. Der andere hält die Stille in der Wohnung einfach nicht aus und wird diese Stille umgehend wieder mit fröhlichem Gebell füllen.

Sofort oder später einen neuen Hund? Beides ist 100prozentig richtig! Fest steht: In beiden Fällen hat wieder ein kleines Tier die große Chance, geliebt zu werden – in einem Fall früher, in dem anderen eben etwas später.

Stets ist hier die Rede von kleinen Hunden. Das ist kein Zufall, denn dazu rate ich älteren Menschen. Mehr dazu später!

Fest steht aber auch: Es ist selten ratsam, die Oma drei Tage nach dem Verlust ihres Hundes mit irgendeinem neuen Hund zu „überraschen“.

Jeder sollte sich seinen Hund **selbst aussuchen**, und jeder braucht eben „seine“ Zeit, bis das Herz wieder bereit ist für einen neuen Gefährten. Zu lange sollte man aber auch nicht warten, denn letzlich würde das wunderbare Lebensglück, das man mit dem ersten Tier erlebt hat, unnütz lange unterbrochen werden.

Kein Hund würde – könnte er es mitbestimmen – seinen Besitzer lange traurig sehen wollen. Kein Hund empfindet es als „Betrug“, wenn Sie sich einen Nachfolger ins Haus holen. So wie er selbst war, wird der kleine Neuling ja ohnehin nicht sein, und der Platz in Frauchens oder Herrchens Herzen bleibt ihm auf immer und ewig garantiert!

Warum soll man sich selbst begrenzen? Da gibt es ein schönes Heim mit viel Liebe. Es ist für ein Tier „frei geworden“, dem gerade diese Liebe fehlt. Warum soll nicht ein anderer Hund dieses Plätzchen und die Liebe genießen dürfen? Gönnen Sie doch auch einem neuen Vierbeiner Ihre Liebe und Zuneigung!

Wenn es einen Hundehimmel gibt, dann hat ihr Liebling dort oben mit Sicherheit schon von dem schönen Heim geschwärmt, aus dem er kommt. Gönnen sie es doch einem neuen Gefährten – und sich selbst! Kein Lebenstag kommt wieder zurück. Jeder Tag will gelebt und genossen werden. Füllen wir die Zeit mit Glück!

Jeder Lebensabschnitt hat seine Besonderheiten

Ein alter Mensch kämpft mit dem Problem, dass er nicht mehr so gut laufen kann. Ein Kleinkind damit, dass es noch nicht so richtig laufen kann. Ein alter Mensch kämpft, weil er nicht mehr so gut hören kann. Ein Junger, weil er nicht so gut hören will …

Jedes Lebensalter hat also seine Besonderheiten, seine Freiheiten und auch seine Begrenzungen. Nimmt man diese an und akzeptiert sie, so erkennt man die guten Seiten des Lebens, man ist zufrieden. Vielleicht nicht mit jedem Detail, aber mit dem Großen und Ganzen. Im Alter haben wir endlich viel Zeit – und plötzlich zu viel

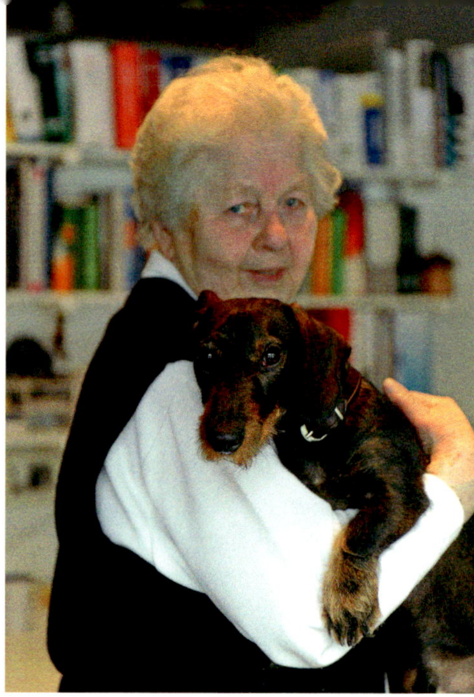

Ein Herz und eine Seele – ein kleiner Hund macht viel Spaß.

davon. Im Alter haben wir endlich Ruhe – und plötzlich zu viel davon. Plötzlich merkt man mittags, dass die Stimme quietscht, weil man noch gar nicht gesprochen hat an diesem Tag. Und einen Spaziergang hat man auch noch nicht unternommen. Wieso auch laufen? Das macht doch allein keinen Spaß ...

Kontaktbörse Hund: Über den „Umweg Hund“ spricht man oft leichter mit anderen Menschen.

Man merkt: Es muss eine Verbesserung her. Und das kann wunderbar ein Hund sein!

Plötzlich ist wieder **Leben im Haus** und man hat viel weniger Zeit, über die eigenen Zipperlein nachzudenken. Statt in sich hineinzuhorchen, geht man lieber hinaus – mit dem Hund. Dort trifft man andere Menschen, die auch ihre Vierbeiner ausführen. Manchmal wusste man nur gar nicht, was für nette Leute in der direkten Umgebung wohnen, schon hat man neue

Kontakte – und spielt vielleicht mal Karten zusammen?

Meistens haben Hunde und ihre Besitzer recht **feste Ausgehzeiten**, so dass man je nach Uhrzeit häufig bestimmte zwei- und vierbeinige Teams trifft. Ein kleines Pläuschchen ergibt sich fast immer.

Kontaktbörse Hund: Man spricht eher über den „Umweg Hund“ mit anderen Menschen als direkt. Wenn die Tiere sich erst einmal beschnüffelt haben, sind das Gespräch und der gemeinsame Spaziergang nicht weit.

Plötzlich weiß man wieder, wie schön der Park nebenan ist, denn dort will Freund Hund ja täglich hin, zum Spielen mit seinen Artgenossen, zum „Telefonieren“ am Laternenpfahl, zum Rennen auf der Wiese ... Das alles tut unserer Seele und unserer Gesundheit gut. Nur Mut zum Glücklichsein!

Tiere halten Körper und Gemüt gesund

Ärzte können uns von vielen Leiden kurieren, nicht aber von Langeweile und Einsamkeit. Diese gehen aufs Gemüt, auf die Seele.
Die Seele lässt sich nicht messen, röntgen oder mit dem Ultraschall sichtbar machen. Ist sie aber „krank“ oder unglücklich, wird es auch für den besten Arzt der Welt schwer, uns gesund zu machen. Andersherum erscheinen mit einer glücklichen, leichten Seele auch gravierende Leiden weniger schlimm. Was die Ärzte hier nicht heilen können – Hunde können das!

Ärzte können Einsamkeit und Langeweile nicht heilen – Hunde können das!

Schon im heimischen Alltag hat ein Tier große Bedeutung. Ist man krank oder traurig, hat man einen **Tröster** und einen Grund, fix wieder gesund und fit zu werden. Allein der Körperkontakt, die wohlige Wärme auf dem Schoß, tun gut.

Hunde fühlen meist sofort, wenn es ihrem Besitzer nicht gut geht. Und sie nehmen uns so, wie wir sind. Sie stellen keine Bedingungen

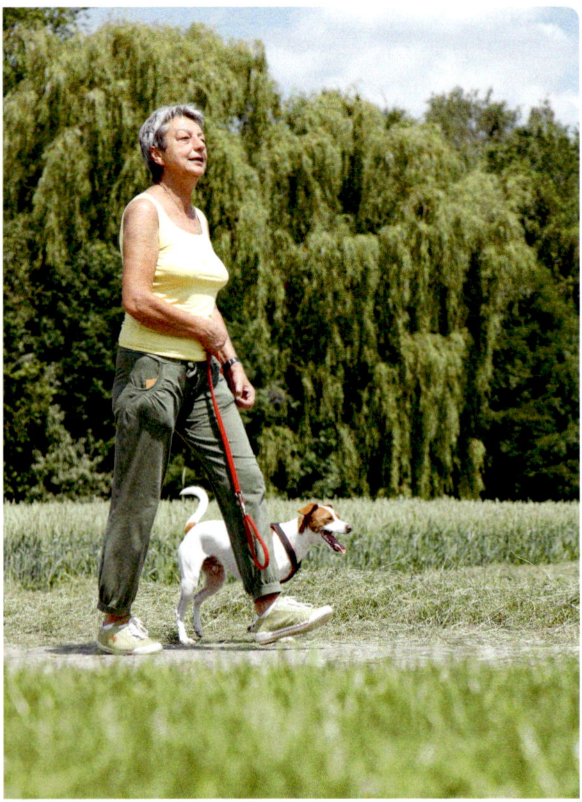

Mit dem Hund bei Wind und Wetter ins Freie – aber bei schönem Wetter macht es noch mehr Freude.

Hunde auf Krankenschein?

Tipp

Eigentlich müsste es Hunde auf Krankenschein geben! Leider haben die Krankenkassen offenbar noch nicht gemerkt, dass ein glücklicher Mensch für sie schlicht „billiger" ist, als ein Mensch, der täglich ängstlich an sich heruntersieht, auf der Suche nach neuen Krankheiten, für die er dringend teure Behandlungen braucht.

oder Forderungen für ihre Anteilnahme. Sie fühlen einfach. Keine gesellschaftlichen Normen hindern sie am puren Gefühl.
Ein Hund hat so viele **positive Effekte** auf uns Menschen! Man ist glücklicher, hat mehr Kontakte und Bewegung und nicht viel Zeit, an die eigenen Sorgen zu denken. Schön, dass es immer mehr Ärzte gibt, die zur Anschaffung eines vierbeinigen Hausgenossen raten, sozusagen einen Hund „auf Rezept" verordnen.

Pflichten strukturieren den Tag

Mit einem Tier hat man immer etwas zu tun. Man hat Verpflichtungen: Füttern, Kämmen, Einkaufen, Katzentoilette reinigen und, und, und. Man kann es Arbeit nennen, man kann es aber auch Kümmern um einen Freund nennen – damit ist man viel näher an der Sache.

Die Arbeit für einen Freund, der sich darüber freut, beschert ja ein Glücksgefühl. Gemeinsame Erlebnisse, ein schöner Augenblick – das sind die Glücksmomente eines Lebens. Materielle Werte können das niemals ersetzen.

Und: Pflichten strukturieren den Alltag. Ein Tag mit regelmäßigen Verpflichtungen wie zum Beispiel dem Spaziergang mit dem Hund wird nicht so schnell lang und langweilig.

Auch gemeinsame (Fress)essenszeiten machen mehr Spaß. Hunde brauchen keine Armbanduhr, um den richtigen Moment am Tag zu kennen ... Wenn der vierbeinige Freund vorwurfsvoll mit dem Napf klappernd in der Küche steht, ist es Zeit, die gemeinsame Mahlzeit vorzubereiten – für das Tier den Napf, für den Menschen den Teller.

Danach können beide ein Mittagschläfchen genießen, um anschließend zum Gassigehen in den Park oder durch die Wiesen zu spazieren. Und dann lohnt sich meist auch die sorgfältige Fellpflege, die viele Hunde schon richtig erwarten. Sie bietet Gelegenheit zu liebevollem Kör-

Bei Regen und Schnee kann ein Hundemantel nützlich sein – besonders bei alten oder kranken Tieren.

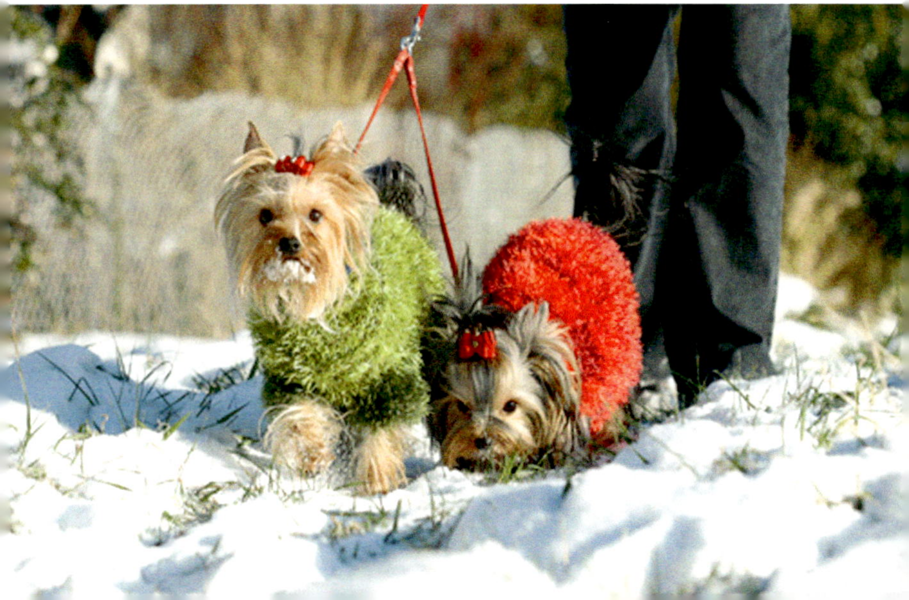

Ein Hund macht wetterfest!

Spaziergänge mehrmals täglich gehören zum Leben mit dem Hund. Mit der Zeit wird man dabei richtig wetterfest, kein „Schietwetter“ und keine Erkältung können einen mehr schocken. Und war das Wetter richtig mies, freut man sich auf den heißen Kaffee in der warmen Wohnung.

perkontakt und ist schon darum weit mehr als eine „lästige Pflicht“.

Neben dem Sorgen für das Tier gibt es dann auch noch die Sorgen um das Tier. Wenn es krank ist, ist man selbst an der Reihe, Anteil zu nehmen und zu helfen – man wird dringend gebraucht.

Beim abendlichen Fernsehen schließlich genießt mancher Hund einfach das gemütliche Teilen des Sofas, die streichelnde Hand – einige sogar das Programm. Hunde sausen schon mal hinter den Fernseher, um den bellenden Artgenossen von der Mattscheibe zu finden ... Oder man kann eine kleine Spielstunde einlegen. Das Angebot gemeinsamer Beschäftigung mit „seinem“ Menschen ist wohl jedem Hund willkommen.

Sprechen mit dem Hund

Ob jung oder alt, der Mensch soll und will sich austauschen, er soll sprechen. Manchmal ist aber einfach niemand da, dem man ein tolles Erlebnis brühwarm erzählen oder bei dem man seinen

Sprechen mit oder „durch“ den Hund: Auf jeden Fall bereichert das Tier die Kommunikation.

großen Kummer abladen kann. Kommt man also gedankenbeladen nach Hause, kann man sofort alles seinem Hund „erzählen“. Ob positive oder negative Botschaften: Einem Hund kann man alles anvertrauen, denn er hört immer zu – nicht selten interessierter als mancher Mitmensch …

Man ärgert sich auch mal über seinen vierbeinigen Lebenspartner, und man „streitet“ sich auch mal mit ihm! Doch seien wir mal ehrlich: Granteln ist eine menschliche Regung, es ist manchmal nötig und wichtig für uns. Sonst wüssten wir Schönes gar nicht zu schätzen.

Denn nur aus den Gegensätzen erkennen wir, was gut – und was schlecht und ärgerlich – ist. Und ein Leben, in dem alles schön und gut ist, kann eigentlich nur langweilig sein, oder?

Viele, auch eher rational veranlagte Menschen, ertappen sich gelegentlich dabei, dass sie eine recht eigenwillige Sprache gegenüber ihrem Hund entwickeln. Das sollte man locker sehen! Schließlich sind wir frei in der Gestaltung unserer Kommunikation. Ob wir den Hund zum „Happi, Happi“ oder „Fressi“ rufen oder ob wir ihn mit merkwürdigen Kosenamen überhäufen: Es ist nicht wichtig wie, sondern dass wir unsere Stimmbänder stets „gut geölt“ halten.

Sprechen über den „Umweg“ Hund

Wenn man mit anderen Menschen zusammenlebt, hilft ein Hund nicht selten auch hier, die Kommunikation zu bereichern und zu erleichtern – über das Dreieck Mensch–Tier–Mensch.

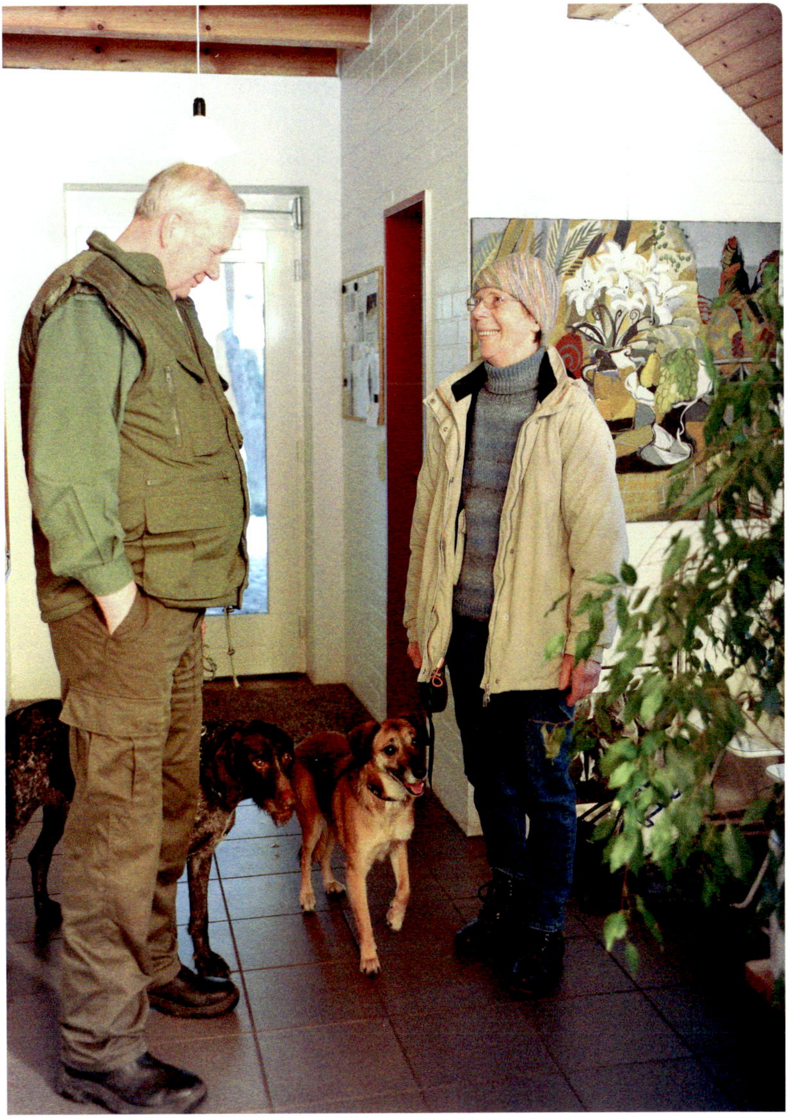

Hunde sorgen für nette Kontakte!

Denn manchmal „rostet“ der Austausch über die Jahre etwas ein, dann liefert ein vierbeiniger Hausgenosse wieder Stoff zum Erzählen. Auch wenn ein Partner noch zur Arbeit geht und der andere nicht (mehr), gibt es abends „Hundefunk“ mit den neuesten lustigen Geschichten, was der „vierbeinige Kerl“ wieder angestellt hat. Wie im richtigen Leben: Gutes und weniger Gutes. Die zerbrochene Vase dürfte zur zweiten Kategorie gehören ...

Durch den „Umweg“ über das Tier klingen sogar kleine Kabbeleien weniger ernst. Man sagt eher zum Hund: „Uih, hoffentlich hat Mama bald bessere Laune, meinst Du nicht auch, Daisy?“ Das klingt doch freundlicher, als wenn man direkt meckert: „Mensch, bist Du heute quakig!“ Eine passende Antwort kann dann ja auch über das Tier zurück gehen ...

Zusätzlich erschließt ein Hund interessante **neue Gesprächsthemen** und bietet viele gute Gründe, gemeinsam zu lachen. Allein alles das, was man beim Gassigehen wieder Neues erfahren hat, bereichert die häusliche Kommunikation.

Balsam für die Seele

Ein Hund erwartet keine wohlgesetzen Worte, er versteht uns immer.

Jeder von uns hat sicher schon schmerzhafte Erfahrungen mit dem Verlust geliebter Menschen gemacht, seien es die Großeltern, Eltern, Freunde oder der langjährige Partner. Manchmal fehlen uns dann auch einfach die Worte, um den Kummer zu beschreiben und ihn so mit anderen ein Stück weit zu teilen. Der Kummer lässt uns unseren Mitmenschen gegenüber verstummen.

Hunde brauchen keine Worte. Sie fühlen, dass uns Menschen etwas fehlt und trösten uns schon durch ihre Wärme und bloßes Ankuscheln. Ein Hund erwartet keine wohlüberlegten Formulierungen, er versteht uns immer.

Immer wieder haben mir Menschen erzählt, sie wüssten nicht, was sie nach einem schweren Schicksalsschlag ohne ihren Hund gemacht hätten. Sie seien dankbar, dass das Tier ihnen über diese einsamen und trübsinnigen Zeiten der Trauer und Einsamkeit hinweggeholfen habe. Dieses ist eine der vornehmsten Aufgaben unserer Hunde. Niemand beherrscht das Trösten besser und geduldiger als sie.

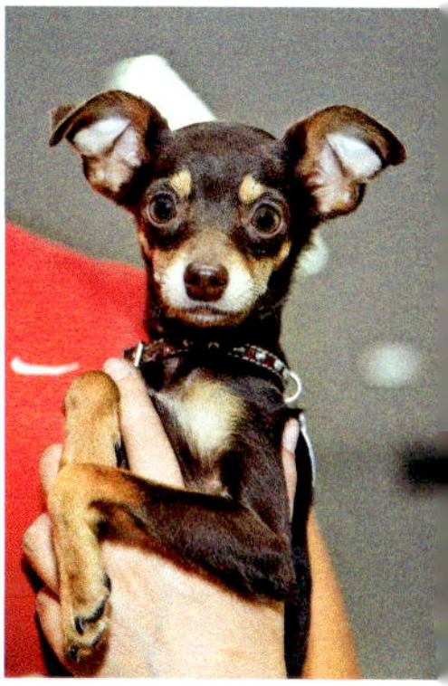

Gute Gründe für die anderen

Nicht nur für ältere, kranke oder einsame Menschen selbst, auch für deren Angehörige, für die Kinder gibt es viele gute Gründe für einen Hund. Hier sind einige davon.

Kinder haben irgendwann ihre eigenen Interessen – Hunde haben immer Zeit!

Keine Zeit, keine Zeit!

Seien wir realistisch: Die Kinder haben irgendwann ihre eigenen Interessen, oft eigene Familien und damit genauso wenig Zeit für ihre Eltern, wie man selbst für seine Eltern hatte. Hunde aber haben immer Zeit.

So entlasten sie letztlich die Kinder. Die Eltern sind nicht mehr so auf den Anruf oder sonntäglichen Pflichtbesuch angewiesen. Sie warten nicht mehr über Stunden ausschließlich auf Klingeln des Telefons. Und die Telefonate sind nicht mehr der einzige – meist langersehnte – Außenkontakt.

Deshalb sollten Kinder nicht gleich abwehren und ihrer älteren Mutter, ihrem älteren Vater von einem Hund abraten, sondern sie vielmehr – auch in ihrem ureigensten Interesse – dazu ermutigen.

Hilfe, noch mehr Arbeit ...!

Hunde machen der Familie Arbeit? Alles eine Frage der Betrachtungsweise – und der Organisation!

Stress! Beruf, Schulkinder, Hobbies, Ehrenamt, Sportverein, gesellschaftliches Engagement, all diese Verpflichtungen und noch vieles mehr lassen erst einmal erschreckt rufen: Die Eltern wollen einen Hund haben? Hilfe! Nein!

Wie sollen wir denn auch noch schaffen, den Hund zu versorgen, wenn sie zur Kur, in den Urlaub, ins Krankenhaus und was sonst noch alles wollen oder müssen? Dieser erste Schrecken ist absolut verständlich, aber darum ja nicht unbedingt richtig. Vielmehr sollten sich die Kinder auch die Vorteile eines treuen Partners für ihre Angehörigen vergegenwärtigen. Denn der speziellen Probleme, die mit einem Tier verbunden sind, kann man Herr werden. Und sofort danach beginnt der Genuss. Denn wie im ganz normalen Alltag ist vieles eine Frage der guten **Vorbereitung** und der **Organisation**.

… oder doch mehr Freiheit?

Die Kinder wollen zum Fußballturnier, das Wetter lädt ein zu einer Ausfahrt an die See und Papa will zur Oldtimerausstellung. Sie müssen aber die Großeltern besuchen. Die sind allein, also erwarten sie, besucht zu werden. Die Kinder (und Papa) quengeln, haben keine Lust dazu. Alle fühlen sich aber verpflichtet. Stress! Solche Pflichtbesuche sind meist für alle Beteiligten etwas anstrengend, keine pure Freude.

Haben die Senioren aber einen Hund, so haben sie außerhalb der Familie mit und durch den vierbeinigen Lebenspartner ihre ureigensten Kontakte. Sie klönen mit anderen Menschen beim Spaziergang und haben in der Wohnung ihren treuen Kumpanen.

Die Pflicht zum Besuch weicht dem „Besuchen wollen“, da auch mal ein Besuch zur gewohnten Zeit ausfallen kann: Schließlich haben Oma und Opa etwas Eigenes vor, wie zum Beispiel ihren Hund auszuführen.

Plötzlich entspannt sich der Umgang mit den Großeltern, alles wird lockerer! Ist ein Tier also „nur“ mehr Arbeit und Verpflichtung – oder doch eher ein Gewinn an Freiheit?

Könnte man es nicht einfach so sehen: Der Hund hat eine Aufgabe in der Familie, einen Beruf. Sein Beruf ist „Glücklichmachen“. Niemand ist dafür geeigneter als er!

Betrachten wir den Hund doch als Berufstätigen: Sein Beruf ist „Glücklichmachen“.

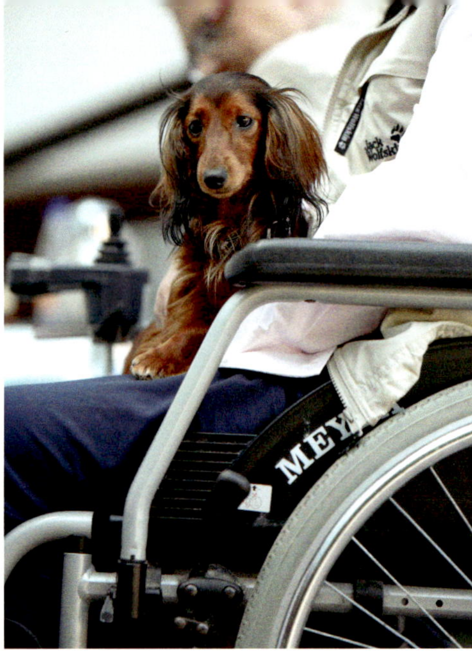

Ein kleiner Freund in jeder Lebenslage.

Häusliche Pflege mit „Assistenz“

Viele Menschen werden im Krankheitsfall von ihren Angehörigen zu Hause versorgt. Das macht sehr viel Arbeit, und auch die seelische Belastung der Familien wird leicht unterschätzt, besonders wenn die zu Pflegenden unglücklich sind und mit ihrem Schicksal hadern. Da sind diejenigen, die sie pflegen, dann meistens die einzige „Zielscheibe“ für den Frust. Das soll und darf nicht sein!

Das wohlige Ankuscheln oder das ausgelassene Spiel eines Hundes kann hier viel Aufmerksamkeit in positive Bahnen lenken. Auch Frust kann man abladen, Schmerz vergessen.

Der vierbeinige „Assistent“ wird helfen, die verschiedensten **Gemütsschwankungen** aller (!) **abzumildern**. Nebenbei verhilft der kleine Spaziergang, der ja für Omas Hund nötig ist, der Familie zu einer Verschnaufpause an der frischen Luft.

Tiere haben ein ausgesprochenes Gefühl für die Kümmernisse von uns Menschen. Sie helfen uns mit ihrer Zuneigung und Wärme über Stunden hinweg, die man am liebsten gar nicht erleben wollte!

Der Hund als Sicherheitsexperte

Das Hören wird im Alter leider meist nicht besser. Da kommt der Hund im wahrsten Sinne des Wortes wie gerufen! Ein Hund kann ein guter „Türklingelverstärker" sein. Er hört die Klingel, und er hört auch das Telefon bestimmt.

Das ist nicht nur praktisch, sondern erhöht auch die Sicherheit. Denn unbemerkt betritt wohl niemand die Wohnung, in der ein solcher aufmerksamer Vierbeiner lebt!

Auch kleinste Hunde sind damit große **Feinde für Einbrecher**: Es gibt wohl keine zuverlässigere Alarmanlage als das Bellen eines Hundes! Außerdem: Auch die angelassene Herdplatte haben Hunde schon häufig eher bemerkt als ihre Besitzer ...

Wohl überlegt ...

Hat man sich grundsätzlich für einen Hund entschieden, geht das Überlegen erst richtig los. Schließlich sucht man nach einem treuen Part-

Ein Rat an die „Kindergeneration"

Ob Senioren, Kranke oder einfach „nur" Einsame: Es ist immer eine Überlegung wert, das Leben aller mit einem Hund zu bereichern! Und die vielen guten Gründe dafür könnten die „Kindergeneration" durchaus bewegen, selbst die Initiative zu ergreifen und den Eltern zu einem kleinen Gefährten zu raten. Vielleicht haben diese sich nur nicht getraut, diesen Wunsch zu äußern, weil sie mit den Einwänden ihrer Kinder gerechnet haben und keine Umstände machen wollen. Die Initiative zu ergreifen soll aber nicht heißen, über den Kopf hinweg zu entscheiden und den Eltern einfach ein Tier auf den Schoß zu setzen. Das ist nur selten richtig. Eine solche Entscheidung will gut bedacht werden – gemeinsam! So können auch die Kinder beitragen zum guten Gelingen des Vorhabens „Mehr Lebensqualität für die Eltern"!

ner für die vielleicht kostbarste Phase des Lebens. Die Zeit rennt immer schneller, je älter wir werden. Jeder Tag ist wertvoll und sollte möglichst nur mit Positivem und mit Glück gefüllt werden.

Überlegungen vorab

Wenn man sich für einen Hund entschieden hat, ist es nicht damit getan, in die Zeitung oder ins Internet zu sehen, um irgendein Tier von irgendwoher schnell anzuschaffen. Vielmehr geht es darum, die besten Voraussetzungen für wundervolle Jahre mit dem vierbeinigen Gefährten zu ermöglichen.

Dafür ist **gute Vorbereitung** eine Grundvoraussetzung, denn Schnellschüsse gehen bekanntermaßen leicht nach hinten los. Und bei der Anschaffung eines Hundes ist übereiltes Handeln besonders folgenträchtig, weil es an der (wohlüberlegten) Auswahl liegt, ob das Leben mit dem Hund einfach oder schwierig wird.

Der „falsche“ Vierbeiner kann ein an sich tolles Tier sein, aber eben nicht zu den eigenen Lebensumständen passen. Er könnte zu schwer, zu kräftig oder auch „nur“ zu wild sein. Suchen wir also nach dem Hund, der am besten passt!

Eine zentrale Frage lautet: „Wie alt bin ich selbst, wenn der Hund 15 Jahre alt ist?“

Gemeinsam alt werden

Wer länger lebt, der Hund oder man selbst, ist glücklicherweise nicht vorhersagbar. Und das ist gut so! Ist man nun zu dem Schluss gekommen

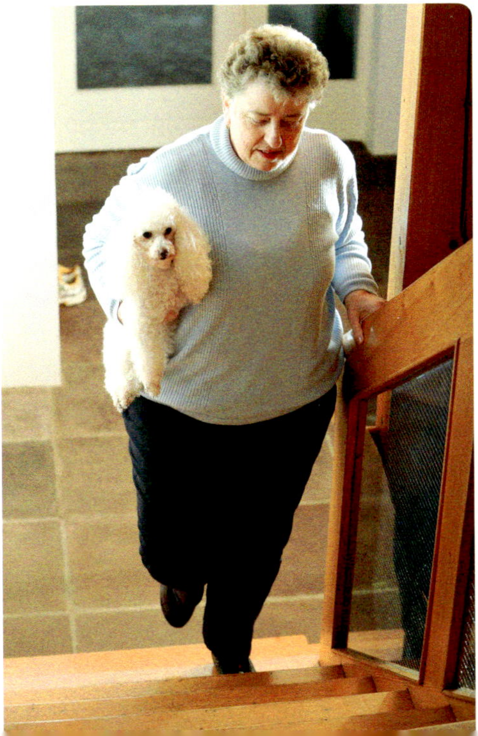

Den Hund unter einem Arm, die freie Hand immer am Geländer.

Klein, leicht und mit nur wenig Kraft – so sieht der ideale Hund für ältere Menschen aus!

ist, einen Hund haben zu wollen, stellt man sich eine Frage am besten gleich als Erstes: „Wie alt bin ich selbst, wenn der Hund 15 Jahre alt ist?" Eine überraschende Frage! Sie ist nicht wichtig um zu klären, wer länger lebt. Nein, sie ist wichtig, weil man durch die Antwort leichter einschätzen kann, wie viel Kraft man selbst dann wohl hat und wie klein der Hund deshalb sein sollte, damit man dann noch gut mit der Situation fertig werden kann.

Ganz wichtig also: Man darf nicht von seiner eigenen Verfassung zum Zeitpunkt der Anschaffung des Hundes ausgehen, sondern von der zu dem Zeitpunkt, an dem beide älter sind! Dabei liegt ein besonderes Augenmerk darauf, dass man es sich nicht zu schwer macht – im übertragenen wie im wahrsten Sinne des Wortes.

Ein Beispiel: Am Tag der Anschaffung kann man vielleicht noch locker einen Cocker Spaniel oder einen Mittelschnauzer mit zwölf bis 20 Kilogramm Körpergewicht tragen. Aber die besagten 15 Jahre später können zwölf bis 20 Kilo viel schwerer erscheinen als heute. Gerade dann aber will man sich doch nicht aus körperlichen Gründen von seinem treuen Begleiter trennen!

Was ist aber, wenn die Beine von Hund und Mensch älter sind? Mancher Vierbeiner ist dann ebenfalls nicht mehr so „gut zu Pfote". Man muss ihn dann vielleicht täglich mehrmals sogar die Treppe hinauftragen. Die eigenen Kräfte geben das aber möglicherweise nicht mehr her, und so wird der gemeinsame Alltag schwierig und gefährlich. Oder der Hund könnte seine nicht mehr so standfesten Herrchen und Frauchen mit seinem Gewicht umreißen. Das alles bedeutet: Der Hund muss klein und leicht sein und darf nur sehr wenig Kraft haben.

Hobbys, Kaffeekränzchen & Co: Passt ein Hund in mein Leben?

Welche Hobbys habe ich, welche Gewohnheiten? Wie sieht mein Tagesablauf aus? Kurz: Wie passt ein Hund in mein Leben? Diesen Fragen sollte man sich stellen – aber nicht seine eigenen Interessen komplett zurückstellen. Denn man will ja ein schönes Leben mit dem Hund führen und nicht ein Leben „um den Hund herum“.

Geselligkeit, Kultur und Sport

Geselligkeit und Sport halten uns fit und vergnügt! Wir haben nur ein einziges Leben, keinen gelebten Tag bekommen wir zurück. Da kann unser aller Bestreben doch nur sein, es mit möglichst viel Lebensqualität zu erfüllen. Das gesellige Leben bietet neue Gedanken, Ideen und Anregung für Geist und Seele. Darum: Wer Sport liebt, soll Sport betreiben! Wer die Oper liebt, soll in die Oper gehen! Wer gern Karten spielt, soll Karten spielen! Wer Französisch lernen will, soll es tun!

Da fragt man sich: Passt in ein solches Leben ein Hund mit hinein? Ich bin doch nicht immer zu Hause. Aber man muss auch nicht immer zu Hause sein, um einem Hund gerecht zu werden! Er kann lernen, dass Frauchen oder Herrchen ab

Auch das Rudeltier Hund kann lernen, dass sein Mensch ab und zu mal allein aus dem Haus geht.

und zu auch mal allein aus dem Haus geht. Sie lassen ihn ja nicht ständig für viele Stunden allein zu Haus.

Bald erkennt er schon die Rituale, wenn sie oder er aufbrechen will, Sporttasche packen, schick anziehen für die Oper Dann rollt sich der Vierbeiner automatisch in sein Körbchen und erwartet vielleicht das Abschiedsleckerli …?

Ein Hund als Rudeltier ist zwar nicht so gern allein, aber er weiß ja, dass man zurückkommt! Übrigens: Katzen haben es da leichter. Als Solitärtiere mögen sie lieber mal mit sich selbst allein sein.

All die geschilderten Aktivitäten lassen sich also sehr gut mit einem Hausgenossen verbinden. Man kann wunderbar aktiv sein und das ist kein Grund, keinen Hund zu haben. Keine Veranlassung also, sein Leben selbst zu begrenzen

Toleranz üben

Die Einstellung: „Wer meinen Hund nicht mag, mag mich auch nicht", ist hundeskeptischen Freunden gegenüber nicht ganz fair. Die anderen haben sich eben ein Leben ohne Tier ausgesucht – so wie man sich selbst ein Leben mit Vierbeiner ausgesucht hat. Beides kann, je nach Lebenslage, genau richtig sein!

Zudem: Wenn jemand in der Wohnung auf Besuch auf vier Pfoten lieber verzichtet, muss das ja nicht bedeuten, dass er Hunde generell ablehnt. Also sollte man Toleranz üben und sich auf halber Strecke treffen; zum Beispiel draußen zum gemeinsamen Spaziergang mit und drinnen ohne kleinen Begleiter.

Damit Hundebesitzer den Besuch bei Freunden ohne den Vierbeiner entspannter genießen können, ist ein „autonomer Hund mit eigener Toilette" zu Hause optimal. Aber dazu später mehr.

– die Lebensumstände tun es ja oft genug und reichlich! Es ist nur wichtig, das **Zusammenleben gut** zu **organiseren**, so dass beide Seiten zu ihrem Recht kommen. Aber ist das nicht das ganze Leben lang so?

Hund und Einladungen

Viele Menschen freuen sich auf Besuch, auch wenn dieser einen kleinen Hund mit dabei hat, und halten vielleicht sogar einen Hundekeks parat. Nun passt ein vierbeiniger Begleiter aber nicht in jede Gesellschaft mit hinein. Ist man eingeladen, gilt diese Einladung ja nicht automatisch für das Tier.

Hunde können das Alleinebleiben lernen!

Ein Hund kann auch ruhig mal **allein sein**, er ist doch schon erwachsen! Selbstverständlich ist es dem Rudeltier Hund am liebsten, wenn das ganze „Rudel" beieinander bleibt. Seine Natur sagt ihm, dass das die sicherste und angenehmste Lebensweise ist.

Hunde gewöhnen sich trotzdem sehr rasch an die „sturmfreie Bude" und freuen sich dann schon auf das Leckerli, wenn Herrchen oder Frauchen gut gelaunt und mit fröhlichen Gedanken wieder heimkehren. Man will doch ein schönes Leben mit dem Hund und nicht ausschließlich ein Leben „um den Hund herum" führen!

Man denke daran, dass der Hund in diese Welt hineingeboren wurde, nicht die Welt um den Hund herum. Der Hund ist zwar der Mittelpunkt des eigenen Lebens, damit aber nicht automatisch der Mittelpunkt für alle anderen Mitmenschen.

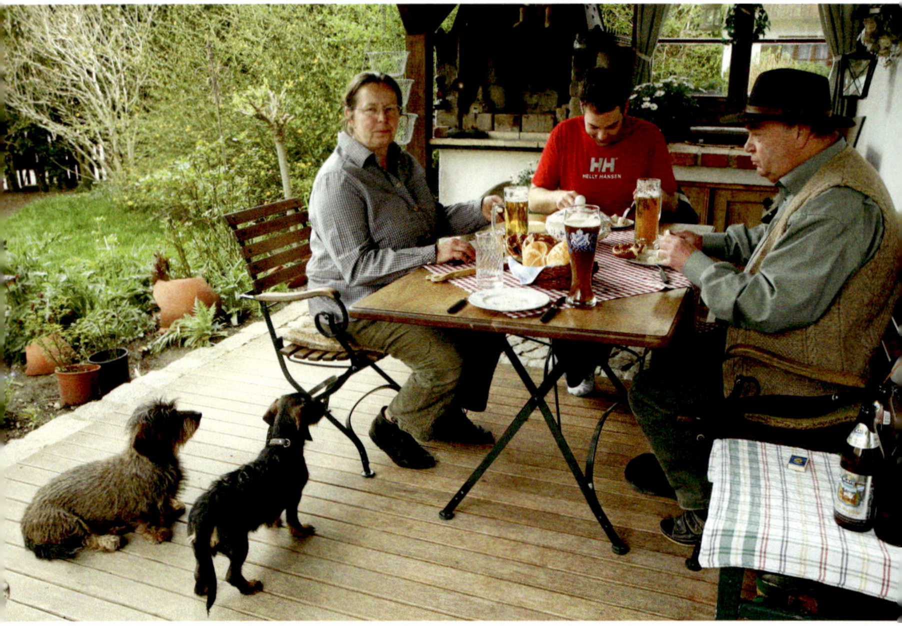

Im Garten sind Hunde immer willkommen.

Man muss auch respektieren, wenn gute Freunde nicht in gleicher Weise Hundefans sind wie man selbst. Sie sind deshalb doch keine schlechteren Menschen! Denn die Gründe können sehr mannigfaltig sein: Angst, Allergien, Geruchsempfindlichkeit oder auch schlicht die Angst um die Wohnungseinrichtung. Jeder ist eben auf etwas anderes stolz.

Zu Hause darf der Hund vielleicht aufs Sofa springen, die Freunde aber haben das nicht so gern. Man selbst hat vielleicht Laminatfußboden, die Freunde aber hellbeige Auslegeware. Der Hund tippelt als erster in die Wohnung und schon ist seine Spur leicht „nachzulesen“ …

Die passende Rasse, die passende Größe

Immer ein großer Hund, jetzt ein „Fiffi"? Nun wird mancher Hundefreund (wahrscheinlich sogar viele von ihnen!), der immer einen großen Hund hatte, sagen: „Ein Hund fängt für mich erst bei einem Labrador an. Einen ‚kleinen Fiffi' will ich nicht. Das ist doch kein Hund!"

Hier ist man an einer gefährlichen Klippe angelangt, wenn es um die Anschaffung eines Hundes im Alter geht. Aufgepasst: Hier sind weitreichende **Fehlentscheidungen** möglich!

Jedes Alter hat „seine" Hundegröße, und: Je älter der Mensch, desto kleiner der Hund.

Ein mittelgroßer Pudel oder ein West Highland White Terrier erscheinen einem vielleicht sehr klein. Diese Tiere erreichen aber bei einem gesegneten Appetit schnell mal zehn bis 18 Kilo, wenn den Besitzern das Neinsagen beim Füttern allzu schwer fällt. Und man will den kleinen Freund doch auch mal auf den Schoß nehmen, das wird dann zu schwer.

Fazit: Jedes Alter hat „seine" Hundegröße. **Je älter der Mensch, desto kleiner der Hund.** Die Liebe, Treue und Freundschaft eines Hundes sind nicht an Schulterhöhe oder Körpergewicht gebunden.

„Wir haben immer schon einen Cocker gehabt." Auch solche Bemerkungen sind oft zu hören. Hier will die Macht der Gewohnheit zuschlagen, und das sollte man nicht zulassen! Verständlicherweise reizt es, seine gewohnte Rasse wieder anzuschaffen, weil man deren äußere Erscheinung und Wesenszüge am besten kennt und am liebsten mag.

Man mag auch überzeugt sein, dass eine bestimmte Rasse einfach am besten zu einem selbst passt. Das kann gestimmt haben. Aber jetzt passt sie eben nicht mehr immer zum eigenen Jahrgang. Alles ist im Fluss und auch, oder gerade als älterer Mensch solche man Veränderungen nicht nur annehmen, sondern aktiv gestalten.

Lust, Kraft und Zeit für die Pflege des Hundes

Eine wichtige Frage ist auch die, welchen Pflegeaufwand man für einen Hund betreiben kann und will. Langes oder kurzes Haar? Will man einen Hund, der regelmäßig zum Friseur muss oder nur kann?

Ein gut erzogener kleiner Hund kommt immer gut an.

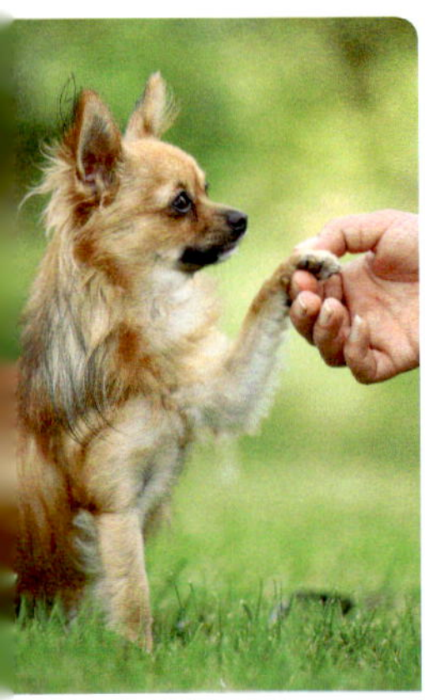

Kurzes Haar trägt nicht so viel Dreck in die Wohnung, die Haare setzen sich aber mehr im Teppich fest. **Langes Fell** muss gekämmt werden, flust mehr in den Zimmerecken, ist aber leichter wegzusaugen. Pudel haaren nicht, müssen aber öfter zum Friseur. Das muss man dann auch in die Finanzplanung mit aufnehmen.

Einen Hund mit langem Haar zu kämmen, kann schwierig werden, wenn die Hände nicht mehr so beweglich sind oder die Arme weh tun. Langhaarhunde können aber auch einen „Kurzhaarschnitt“ bekommen und sind wieder pflegeleicht.

Manche Hundefriseure kommen auch ins Haus. Meistens sind die vierbeinigen Kunden jedoch im Hundesalon artiger, da sie dort kein

„Heimrecht“ haben: Dort ist nicht ihr Revier. In seinem Geschäft ist der Friseur Chef, zu Hause manchmal der Hund. Das gibt leicht „Kompetenzgerangel“. Der Hund ist vielleicht über die ungeliebte Prozedur empört. Und im eigenen Hause könnte er mal auf recht unhöfliche Ideen dem Friseur gegenüber kommen ... Letztlich muss man das einfach ausprobieren!

Viele Kleinhundebesitzer baden oder waschen ihre Tiere häufig und meinen es dabei sicher gut. Aber die viele Arbeit kann und sollte man sich lieber sparen! Denn das viele Waschen ist für die Kleinen kein Vorteil. Auch gutes Hundeshampoo belastet die Haut unnötig. Die Haut kann trocken werden und ihr gehen dadurch Abwehrmechanismen verloren. Als Regel kann gelten: Einen Hund soll man so viel wie nötig, aber so wenig wie möglich waschen oder baden!

Wie viel Bewegung muss sein?

Wir sprechen hier nicht vom klassischen Familien- oder gar vom Jagdhund, sondern vom vierbeinigen „Spezialisten“ für besondere Lebensumstände: für das Leben mit älteren, kranken und einsamen Menschen. Deren Bedürfnissen sollten sich die Tiere problemlos anpassen können.

Und das tun sie auch! Die meisten kleinen Hunde gehen gern spazieren, ihnen fehlt aber nicht so viel, wenn der längere Spaziergang ihren Menschen einfach zu schwer fällt. In jungen Jahren wird mancher – auch ein kleiner – Hund

Ein Päuschen in Ehren – beste Freundinnen auf der Parkbank.

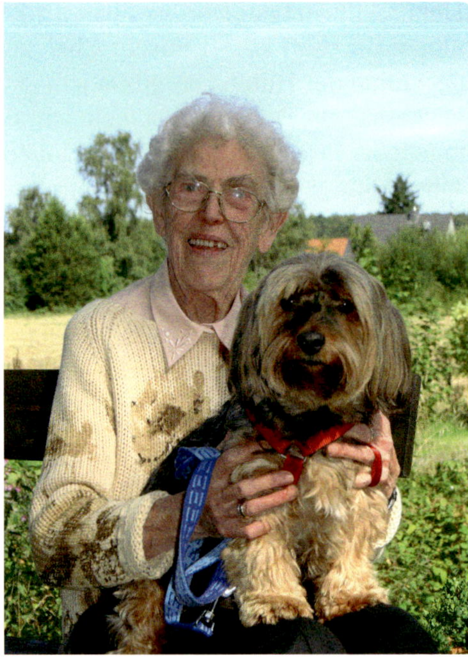

Auch mit einem kleinen Hund sollte man zwei bis drei Stunden am Tag an der frischen Luft einplanen.

wohl noch signalisieren: “Spazierengehen? Gern! Je länger, je lieber!“ Später, wenn er selbst älter geworden ist, wohl eher: „Nun ist es auch genug.“ Und damit geht es ihm genau wie uns selbst!

Doch sollte man möglichst **zwei bis drei Stunden am Tag** an der frischen Luft einplanen. Dabei ist die Ausgestaltung der Zeit dem Temperament und der Fitness von Mensch und kleinem Liebling anzupassen – man kann stramm wandern oder eher bedächtig einen „Staffellauf“ von Parkbank zu Parkbank oder Pläuschchen zu Pläuschchen machen.

Sehr angenehm für Mensch und Tier sind oft auch die Treffen auf einer „Hundewiese“: Die Vierbeiner können miteinander tollen, ihre Besitzer miteinander sprechen. Fest steht auf jeden Fall: Jede an der frischen Luft verbrachte Zeit tut beiden gut!

Generell brauchen sehr kleine Hunde nicht so viel Auslauf wie ein Jagdhund oder etwa ein Schäferhund. Schnüffeln hier, „telefonieren“ dort, Hundefreunde treffen hier, gestreichelt werden dort: Damit können sie gut leben, das finden sie schön.

Alter und Blase bestimmen den letzten Gassigang abends und den ersten morgens. Diese Rhythmen spielen sich von ganz allein ein. Es sei denn, man gönnt dem Hund die schon erwähnte eigene Toilette, ein Katzenklo. Dazu mehr an anderer Stelle.

Was braucht der Hund? Ein Blick auf die Kosten

Vor der Anschaffung eines Hundes ist es sinnvoll, die laufenden Kosten zu beleuchten und planbar zu machen. Denn natürlich kostet der

Kalorienarme Leckerlis selbst gemacht

Leckerlis in allen erdenklichen Formen kosten viel Geld, gleichzeitig machen sie Tier und Mensch ja so viel Vergnügen ...
Aber es gibt „Do it yourself“-Varianten, zum Beispiel geröstetes Schwarzbrot, das mit einer Wurstscheibe abgerieben wird, oder auch Gemüsestücke. Die sind günstiger zu haben, und das auf gleich zweierlei Weise: weniger Kalorien und weniger Geld!

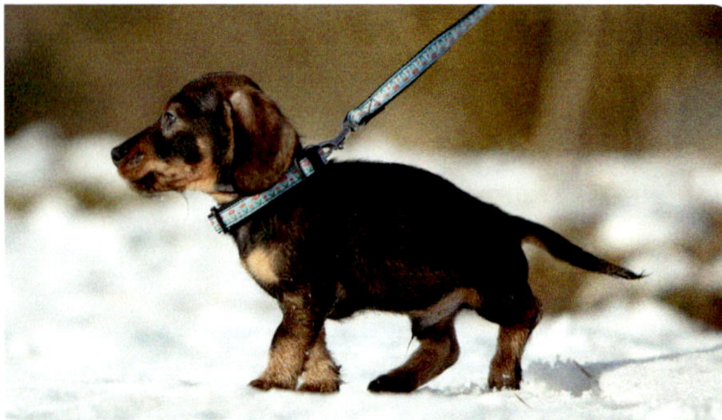

Mein erstes Halsband ...

kleine Hausgenosse Geld – für Futter, Ausstattung, Tierarzt, Hundesteuern, Haftpflicht, Unterbringung und Betreuung und gegebenenfalls für den Friseur.

Die üblichen Ausgaben

Futter: Die Futterkosten für kleine Hunde halten sich in Grenzen. Es muss ja nicht das teuerste Produkt sein, wir selbst ernähren uns ja auch nicht nur von Sekt und Kaviar!

Wichtig ist, dass das Futter in einer dem Tier **angepassten Menge** gegeben wird. Meistens wird zuviel gefüttert. Das sieht den Tieren dann auch an: Plötzlich ist die „Taille" weg ...

Bei Dosenfutter kann man, wenn man ein Tiefkühlfach hat, aus einer größeren Dose passende Portionen einfrieren. Das ist sparsamer als Portionsschälchen. Aber, Achtung: immer gut auftauen und nicht zu kalt verfüttern!

Tierzubehör: Zu Beginn werden ein paar Dinge gebraucht wie eine Leine, ein Körbchen, Futternäpfe und einiges mehr. Dieses Zubehör gibt es durchweg in sehr verschiedenen Ausführungen und Preisklassen. Da hat man die Qual der Wahl ... Es muss aber auch nicht alles gleich am ersten Tag parat sein. Auf Omis abgeliebter Wolldecke schläft der Hund genauso gut wie im niegelnagelneuen Hundekorb!

Tierarzt: Auch der Tierarzt kostet Geld, selbst beim gesunden Hund. Denn ohne die absolut notwendige Grundversorgung wie regelmäßige Impfungen, Wurmkuren und Floh-, Zecken- und Parasitenbekämpfung geht es nicht! Am Anfang gehört gegebenenfalls noch die Kastration der Hündin dazu (mehr darüber an anderer Stelle). Wenn der Vierbeiner krank wird, kommen weitere Ausgaben hinzu. Umso wichtiger ist es darauf zu achten, dann man ein top-gesundes Tier zu sich nimmt! Im Laufe der Jahre stellt sich das ein oder andere Zipperlein meist ganz von selbst ein. Ist der Hund aber von vornherein schon krank, geht es gleich los mit finanziellen und auch seelischen Belastungen. Das soll doch nicht sein, oder?

Impfungen und Wurmkuren sind wichtig!

Hundesteuer: Auch die Hundesteuer ist ein Posten auf der Ausgabenliste. Je nach Kommune wird diese sehr unterschiedlich veranschlagt. Über die Höhe geben die zuständigen Behörden Auskunft.

Tierhaftpflichtversicherung: Eine Haftpflichtversicherung ist ein Muss für jeden Hundehalter,

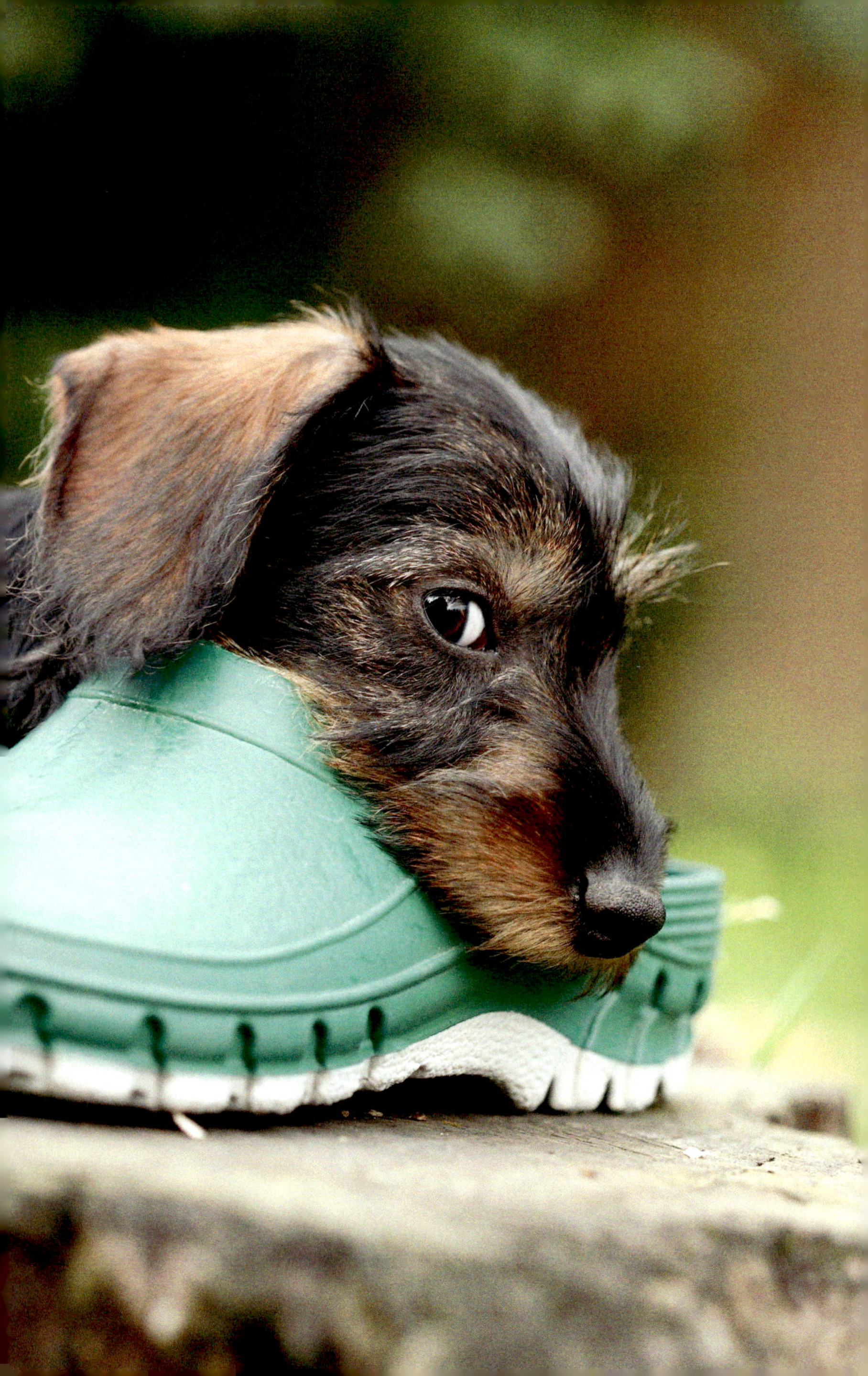

unabhängig davon, wie groß – oder klein – der vierbeinige Freund ist! Wenn auch „nur aus Versehen“ – eines Tages erschreckt er sich vielleicht einmal und schnappt doch zu, denn auch kleine Hunde haben Zähne ... Oder er könnte die teuren Designerschuhe der besten Freundin zerlegen. Das macht dann Ärger genug. Die Peinlichkeit reicht, da müssen es nicht auch noch Kosten sein. Auch die Liebe eines Hundes kann auf tragische Weise teuer werden. Der Vierbeiner sieht Frauchen auf der anderen Straßenseite und schon saust er los. Das Auto hat er übersehen, dieses weicht aus und trifft den Laternenpfahl ... Man kann nur hoffen, dass niemand zu Schaden kommt. Aber auch die notwendige Reparatur des Fahrzeugs – und gegebenenfalls der Laterne – kann teuer werden!

Friseurbesuch: Bei einigen Rassen wie zum Beispiel dem Zwergpudel schlägt der Friseurbesuch regelmäßig zu Buche. Und dieser sollte wirklich mit einkalkuliert werden, denn hier ist von einer amateurhaften „Do it yourself“-Variante des Haarschnitts eher abzuraten. Hunde schön frisieren ist nämlich gar nicht so einfach!

Hundepension, Hundesitter: Die Kosten für Tierpensionen, Hundesitter oder Hunde-Kitas variieren stark. Man kommt also nicht umhin, sich vor Ort über die Leistungen und damit verbundenen Preise zu erkundigen. Für manchen hat auch der Transport von und zur Pension Bedeutung. Diese Preise sollten dann ebenfalls erfragt und

Die Haftpflichtversicherung ist unerlässlich.

mit denen der örtlichen Taxiunternehmen verglichen werden. Oder man fragt den Enkel, ob er sich für diesen Service ein paar Euros dazu verdienen will.

Sinnvolle Geschenke: Für viele Menschen sind die Kosten für einen kleinen Hund ohne größeres Nachdenken zu bewältigen. Das trifft aber nicht für alle zu, die einen vierbeinigen Lebensbegleiter haben möchten und können. Die Verschönerung des Lebens durch ein Tier ist jedoch für alle gleich wichtig und gut. In dieser Frage sind alle Menschen gleich, ob mit viel Geld ausgestattet oder mit weniger!

Jeder Tierbesitzer, unabhängig von seinen finanziellen Möglichkeiten, hat Geburtstag. Weihnachten kommt ebenfalls für alle jedes Jahr wieder. Häufig stellt sich doch gerade den Angehörigen von älteren oder gehandicapten Menschen die Frage: Was soll man schenken? Den dritten Serviettenhalter braucht niemand!

Warum also nicht einen Beitrag zum Unterhalt des Tieres leisten, zum Beispiel in Form von Futter für die nächste Zeit? Schön verpackt schenkt man damit Sinnvolles.

Gute Idee: Warum nicht einen Beitrag zum Unterhalt des Hundes zum Geburtstag schenken?

Auch ein kleiner Betrag als Dauerauftrag auf ein **Tierkonto** wäre eine gute und sicher willkommene Idee. Wenn es das noch nicht gibt, lässt es sich ja einrichten ...

Eine Überlegung wert sind auch Zuwendungen für die „kleine Rentnerin“ von nebenan mit ihrem Hund. Warum Geld an Projekte weit

Aus der Praxis: Da haben sich zwei gefunden

Morgens: Eine kleine Mischlingshündin kommt vergnügt schwanzwedelnd in die Praxis. Die Minen der jungen Leute am anderen Ende der Leine wollen so gar nicht dazu passen. Auf die Frage, was für den Hund zu tun sei, antworteten sie mir traurig, er müsse eingeschläfert werden. Man wisse sich keinen Rat. Der Hund sei schon 18 Jahre alt, Oma sei gestorben und niemand könne den Hund nehmen. Zum Einschläfern ist der Hund mir viel zu fidel und fit und ich rate, die Kleine trotz des hohen Alters zu annoncieren, um doch noch ein neues Zuhause für sie zu finden. Und sollte ich etwas Passendes hören, würde ich anrufen, versprach ich.
Nachmittags: Das Telefon klingelt. Eine freundliche weibliche Stimme erklärt: „Mein Arzt hat mir einen Hund verschrieben!“ (Welch ein guter Arzt, denke ich.) Auf die Frage, an welche Rasse sie denke und wie ihre Lebensbedingungen seien, unterbrach sie freundlich und sagte: „Langsam, langsam. Ich bin schon 92 Jahre alt.“
Ich bin verdutzt ob der frischen Stimme. Und sofort fällt mir die kleine Hündin von morgens ein. „Sie schickt mir der Himmel! Ich weiß gerade von einer kleinen Hündin, die ist auch schon „92“ Jahre alt und sucht dringend ein neues Zuhause.“
Die beiden kamen zusammen. Ein schöner Praxistag, an dem ich traurigen Enkeln, einem Hund und einer alten Dame zu einer glücklichen Zeit verhelfen konnte ...

draußen in der Welt spenden, wenn gleich nebenan Menschen leben, denen man Gutes tun kann? Und was kann sinnvoller sein, als die Lebensqualität eines zu Beschenkenden wirklich zu erhöhen? Da weiß man auch sicher, dass nicht der „Stammesfürst“ davon einen neuen Mercedes fährt!

Was wird aus meinem Hund, wenn ich nicht mehr da bin?

Die Frage nach dem Schicksal ihres Tieres, wenn sie selbst nicht mehr da sind, beschäftigt sicher besonders jeden älteren Hundehalter sehr. Auch wenn man vielleicht lieber gar nicht darüber nachdenken möchte, soll dieser Punkt hier angesprochen werden. Und viele Probleme sind doch, wenn einmal besprochen, schon gar nicht mehr so belastend!

Die Reihenfolge, wer von beiden – der Mensch oder der Hund – länger lebt, ist ja Gott sei Dank nicht vorhersagbar. Stirbt der Mensch vor dem Tier oder kann es nicht mehr versorgen, gibt es immer eine Lösung!

Vor allem sollte man nicht zu viel darüber grübeln, wie es wohl für den vierbeinigen Freund ist, wenn man selbst nicht mehr da ist. Besser, man vergegenwärtigt sich, wie gut das Tier es hat, solange man da ist! Die schöne gemeinsame Zeit in seinem Hundeleben kann ihm niemand mehr wegnehmen. Das gilt natürlich andersherum auch für den Menschen …

Ein kleiner Hund findet schnell ein neues Zuhause!

Die Erfahrung lehrt, dass kleine Hunde meist leicht in neue Hände zu vermitteln sind. Dies sieht man in Tierheimen, wo (leider!) häufig viele große Hunde ihr Dasein fristen, kaum kleine. Denn oft findet so ein „Kleiner“ so schnell ein neues Heim, dass er den Weg ins

Tierheim gar nicht erst antreten muss ... Nicht selten werden diese Kleinen sogar von anderen älteren Freunden übernommen.

Das beruhigt doch, oder? Hat man also einen „jahrgangsgerechten“ Hausgenossen Hund und kann ihn nicht behalten, so ist ein neues schönes Zuhause zu finden nicht schwer.

Einen Hund sollte man nie an der Haustür in andere Hände geben, sondern das neue Heim begutachten!

Kriterien für das neue Zuhause

Sollte man einmal zu dem Schluss kommen (müssen), es sei für Hund und Halter besser, ein neues Zuhause für das Tier zu suchen, funktioniert das häufig über Mund-zu-Mund-Propaganda. Findet sich auf diese Weise keine Lösung, kann man eine Zeitungsannonce schalten.

Die Interessenten sind dann in der Regel fremde Menschen. Um dann sicher zu sein, dass das neue Zuhause auch geeignet ist, sollte man

Nicht die Kinder verpflichten

Tipp

Bei aller Sorge um den kleinen vierbeinigen Freund: Die eigenen Kinder sollte man nicht von vornherein dazu verpflichten, ihn zu übernehmen, wenn man selbst nicht mehr für ihn sorgen kann. Denn eine solche Verpflichtung lässt diese vielleicht noch mehr Bedenken gegen einen Hund hegen. Oft haben die Kinder auch eigene Tiere oder ein Hund passt gerade nicht in ihre Lebensplanung.

Manchmal nehmen sie ihn dann aber doch, weil der Kleine sich so in ihre Herzen geschlichen hat, dass sie gern mit ihm ihr Leben teilen wollen. Es sollte aber eine freie Entscheidung sein, die die Betroffenen (wenn auch vom Hund forciert) eigenständig treffen.

den Hund auf keinen Fall an der eigenen Haustür in die Hände der Interessenten geben, sondern zum neuen Heim bringen und die dortigen Gegebenheiten in Augenschein nehmen.

Dabei interessiert nicht die Geschmacksrichtung der Wohnungseinrichtung, sondern die Stimmung und Atmosphäre im Hause. Und nur wenn man davon wirklich einen guten Eindruck hat, sollte man den Vierbeiner dort lassen. Sonst nimmt man ihn einfach wieder mit und sucht weiter.

Testament: Der Hund als Erbe

Viele Menschen möchten vielleicht ihren Hund in ihrem Testament bedenken, um seine Zukunft wenigsten finanziell zu sichern. Wer diesen Wunsch wirklich rechtlich hieb- und stichfest absichern will, sollte sich von einem Experten beraten lassen.

Netzwerke aufbauen

Jede Reise soll unternommen, jede Unternehmung erlebt werden! Ein Hund soll (und will) seinen Menschen auf keinen Fall daran hindern, Ausfahrten zu machen und einen Urlaub zu genießen! Auf das Jahr bezogen sind die meisten Menschen doch sowieso die allermeiste Zeit zu Hause ...

Tiere sollen eine Bereicherung des Lebens sein und nicht eine Begrenzung! Es kommt einfach auf die **frühzeitige** und **gründliche Vorberei-**

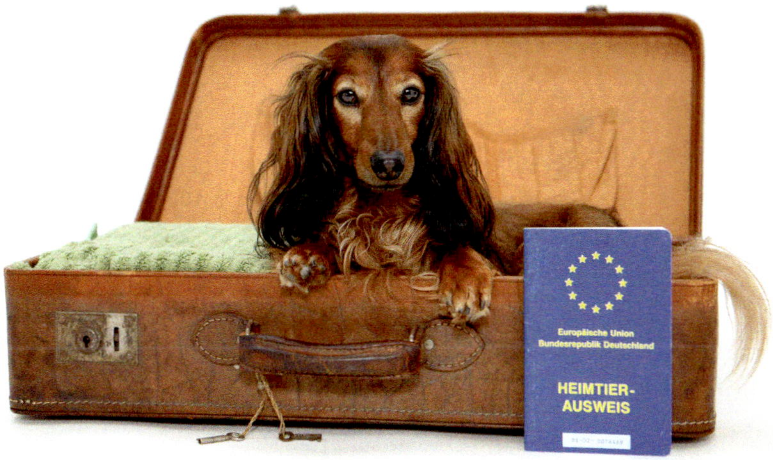

Wenn einer eine Reise tut ... Mit dabei: der EU-Heimtierausweis.

tung an. Deshalb ist es wichtig, von Anfang an die Unterbringung für Zeiten zu organisieren, in denen man sich nicht persönlich um sein Tier kümmern kann.

Wenn einer eine Reise tut

Will jemand verreisen, sollte Stress für ihn, seine Familie oder Freunde von vornherein vermieden werden. Und, wie bereits erwähnt: Als Hundesitter verpflichtet zu sein, wenn sich die Eltern ein Tier anschaffen, ist nicht selten eine große Angst der Angehörigen.

Diese Bedenken sollte man so gut es geht zerstreuen. Ein gutes Mittel dafür ist es, sich von Beginn an unabhängig zu machen: Man gewöhnt seinen Hund gleich an eine **Hunde-**

pension, die einem gefällt, oder einen zuverlässigen **Hundesitter**. Dort wird er professionell versorgt und man muss nicht immer „Bitte, bitte“ sagen.

Auch die Unterbringung bei kurzfristigen, unvorhersehbaren Ereignissen wie Krankheit, Kur oder Reha ist, wenn der Kontakt bereits geknüpft ist, meist kein Problem. So braucht die Familie nicht zu fürchten, den Hund in einem solchen Fall „am Hals“ zu haben.

Wenn man sich einen Hund anschafft, hat man anfangs oft viele freundliche Bekannte und Verwandte, die wirklich ehrlich versprechen, den Hund während des Urlaubs zu hüten. Wenn es dann soweit ist, gilt dieses Angebot aber oft nicht mehr, weil ein eigenes Tier angeschafft wurde, die eigene Urlaubsreise ansteht, oder, oder, oder ... Hat man sich unabhängig gemacht, ist das alles kein Problem.

Wenn man eine **gute Nachbarschaft** hat und der Hund dort versorgt werden kann, ist das häufig eine besonders gute Lösung – die aber eben nicht immer gelingt. Nehmen die Kinder den Hund, ist das toll – nur soll man es nicht erwarten! Und Streit um diese Frage lohnt sich schon gar nicht. Man sollte immer bedenken: Seine Familie hat man länger als einen Hund ...

Urlaub mit oder ohne ...?

Hunde in südliche Länder mitzunehmen, kann man nicht uneingeschränkt empfehlen. Die Strapazen der langen (Flug-)Reise und die gefährlichen Infektionen, die dort lauern und häufig schwierig zu erkennen und zu behandeln sind, sollte man nicht unterschätzen. Und ob es ein Gewinn für das eigene Urlaubsvergnügen ist, die meiste Zeit des Urlaubs am Hundestrand zu verbringen, ist auch fraglich.

Ein Hund ist naturgemäß am liebsten bei seinem „Rudel“. Würde man ihn fragen, würde er wahrscheinlich sagen: „Ihr dürft alle bei mir zu Hause bleiben.“ Wegfahren ist eben ein menschliches, kein „hündisches“ Vergnügen. Ferne Länder zu sehen, am Strand in der Sonne zu braten ist wohl kaum reizvoll für Vierbeiner. Nur ihr Rudelverhalten veranlasst sie, gern mitkommen zu wollen, deshalb sollte man ihnen Reisestrapazen und sengende Hitze lieber ersparen und sie in den heimischen Gefilden lassen.

Urlaub mit Hund in südlichen Ländern? Nicht unbedingt eine gute Idee!

Muss das Mitfahren aber sein oder geht man für viele Monate in den Süden um zu „überwintern“, so sollte man gemeinsam mit seinem Tierarzt sorgfältig die Vorbereitungen für die Reise treffen. Den Hund den ganzen Winter warten zu lassen, bringt wohl niemand übers Herz!

Tierpensionen

Tierpensionen sind eine gute Möglichkeit, den Hund während des eigenen Urlaubs unterzubringen. Jedoch ist auch hier gute Vorbereitung gefragt.

Wer seinen Hund an Hundepension oder Hundesitter gewöhnt, macht sich von Beginn an unabhängig.

Der Pensionstest

Um unliebsame Überraschungen zu vermeiden, sollte man eine Tierpension auf jeden Fall besuchen und besichtigen, bevor man sich entscheidet, den Hund dort abzugeben. Mit Hundehotels ist es nämlich genauso wie mit Hotels für Menschen: Die Beschreibung hört sich super an. Oder derjenige, der sie empfiehlt, ist vielleicht begeistert und hat schöne Erinnerungen an seinen Aufenthalt. Man selbst aber teilt diese Begeisterung möglicherweise gar nicht: Die Zimmer findet man zu klein, es ist zu laut oder das Essen schmeckt nicht ...

In ähnlicher Weise sind auch Tierpensionen Geschmacksache – und dabei geht es um den Geschmack von Tier und Besitzer. Will man ganz auf Nummer Sicher gehen, macht man einfach ein Probewochenende für den Hund aus. Danach ist man auf jeden Fall schlauer.

Mein Hund mag aber nicht in die Pension ...

„Mein Tier mag aber nicht in die Pension", mögen manche einwenden. Das kann in Ausnahmefällen sogar stimmen, aber haben die meisten Eltern nicht früher ihre Kinder auch gelegentlich bei der ungeliebten „Tante, die Klavier spielt" untergebracht? Oft fühlen sich die Tiere, wenn sie die Pension erst einmal richtig kennen, dort sehr wohl, sonst gäbe es keine vierbeinigen Pensions-Stammgäste. Meist verleben die Hunde ihren „Urlaub“ in kleinen Gruppen und dabei kommt es nicht selten zu niedlichen „Urlaubsbekanntschaften“! Da fällt manchem Vierbeiner sogar der Abschied schwer, wenn sein Mensch ihn wieder abholt.

Hundesitter

Manche Hundebesitzer wollen oder brauchen auch unter der Woche regelmäßig Betreuung für ihr Tier, dann bietet sich ein Hundesitter an. In den USA sind diese schon so alltäglich wie Babysitter bei uns. Besonders für Singles oder sehr aktive, stark eingebundene Menschen ist so eine Person oft hilfreich, ja manchmal unverzichtbar

Gesundheitsvorsorge ist Trumpf

Um unter gesundheitlichen Gesichtspunkten auf Nummer sicher zu gehen, muss man vor dem Aufenthalt des Hundes in der Pension sicherstellen, dass er einen belastbaren Impfschutz hat. Das heißt, die Impfung darf nicht älter sein als ein Jahr und nicht neuer als 30 Tage. Ist man nicht sicher, fragt man seinen Haustierarzt. So macht man alles richtig und das Tier ist vor gefährlichen Viruserkrankungen geschützt. Wurmkuren und Flohschutz sollten ohnehin selbstverständlich sein, auch zu Hause. Seriöse Hundepensionen fordern diese Voraussetzungen ohnehin ein.
Übrigens: Die neue Umgebung, die Aufregung mit den neuen Kameraden und manchmal das ausgiebige „Bellen im Chor“ verursacht schon mal Husten und Heiserkeit. Aber werden wir nicht auch mal krank im Urlaub? Erfahrungsgmäß kommt das in der Regel nur beim ersten Pensionsbesuch vor. Mediziner nennen das Erwerb von Immunkompetenz: Viele Tiere einer Gattung – da sind alle Viren schon da. Darauf stellt sich die Abwehr ein.

(Älter sein oder allein leben bedeutet ja nicht automatisch untätig zu sein!). Der Hundesitter fungiert als „Hundetagesstätte“: Man bringt seinen vierbeinigen Freund am Morgen hin und holt ihn abends wieder ab. Manche Hundesitter oder „Hundekitas“ haben auch Hol- und Bringdienste. Man findet sie im Internet, durch Aushänge oder Nachfragen zum Beispiel beim Futtermittelgeschäft, Hundesalon oder Tierarzt.

Hunde im Seniorenheim

Immer mehr Seniorenheime nehmen Tiere mit auf, in fast jeder Stadt findet man heute eine solche Einrichtung. Auch hier wird man oft bei der Suche im Internet fündig.
Gehört es nicht zum selbstbestimmten Leben zu sagen, mit wem man seine Zeit verbringen will? Gehört es nicht auch zum selbstbestimmten Leben zu sagen: Mir wird es zu viel, allein einen eigenen Haushalt zu führen?

Und soll man sich dann seine Lebensbedingungen nicht einfacher gestalten, zum Beispiel im betreuten Wohnen? Man nimmt die Hilfe an,

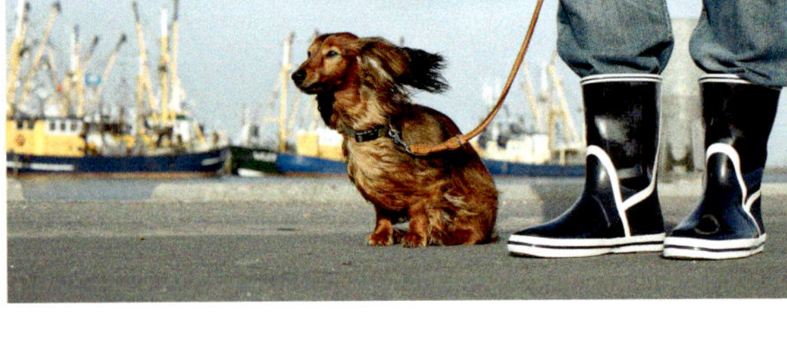

Auch beim Tiersitter kann der kleine Freund Abenteuer erleben.

die man braucht, den Rest macht man selbst – je nachdem, wie viel man will und kann.

Können die Kinder nur am Wochenende kommen, oder noch seltener? Werden die Freunde (leider) weniger oder auch „nur" weniger mobil, so dass es schwerer wird, sich zu treffen? Dann wählt man vielleicht eine Seniorenresidenz oder ein Seniorenheim.

„Die Neue mit dem süßen Hund": Ein vierbeiniger Freund erleichtert auch im Seniorenheim den Kontakt.

Selbstverständlich ist der Beginn eines solchen neuen Lebensabschnitts immer ein einschneidendes Erlebnis – ungefähr so, wie es sich anfühlte, als man die erste eigene Wohnung bezog oder seine erste Arbeitsstelle antrat.

Da ist es hilfreich, wenn man „Die Neue mit dem süßen, kleinen Hund" ist. Das ist doch schon mal ein Anfang für ein Gespräch mit den neuen Nachbarn und man findet leichter in das neue Leben hinein.

In vielen Seniorenheimen haben Pflegerinnen und Pfleger nicht die Zeit, mit jedem Bewohner gemütlich ein Pläuschchen zu halten. Der Hund aber hat immer Zeit! Seine Zuneigung ist nicht an Gebühren oder Zeittakte gebunden.

Das Angebot, ein Haustier als „Mitbewohner" im Seniorenheim aufzunehmen, bezieht sich meist auf kleine Hunde. Einen Bernhardiner wird man kaum mitbringen dürfen – und ist das nicht auch verständlich? Er könnte im Gegensatz zu einem kleinen Vierbeiner auch mal jemanden aus purer Zuneigung umwerfen. Noch ein Argument mehr übrigens für kleine Hunde ...

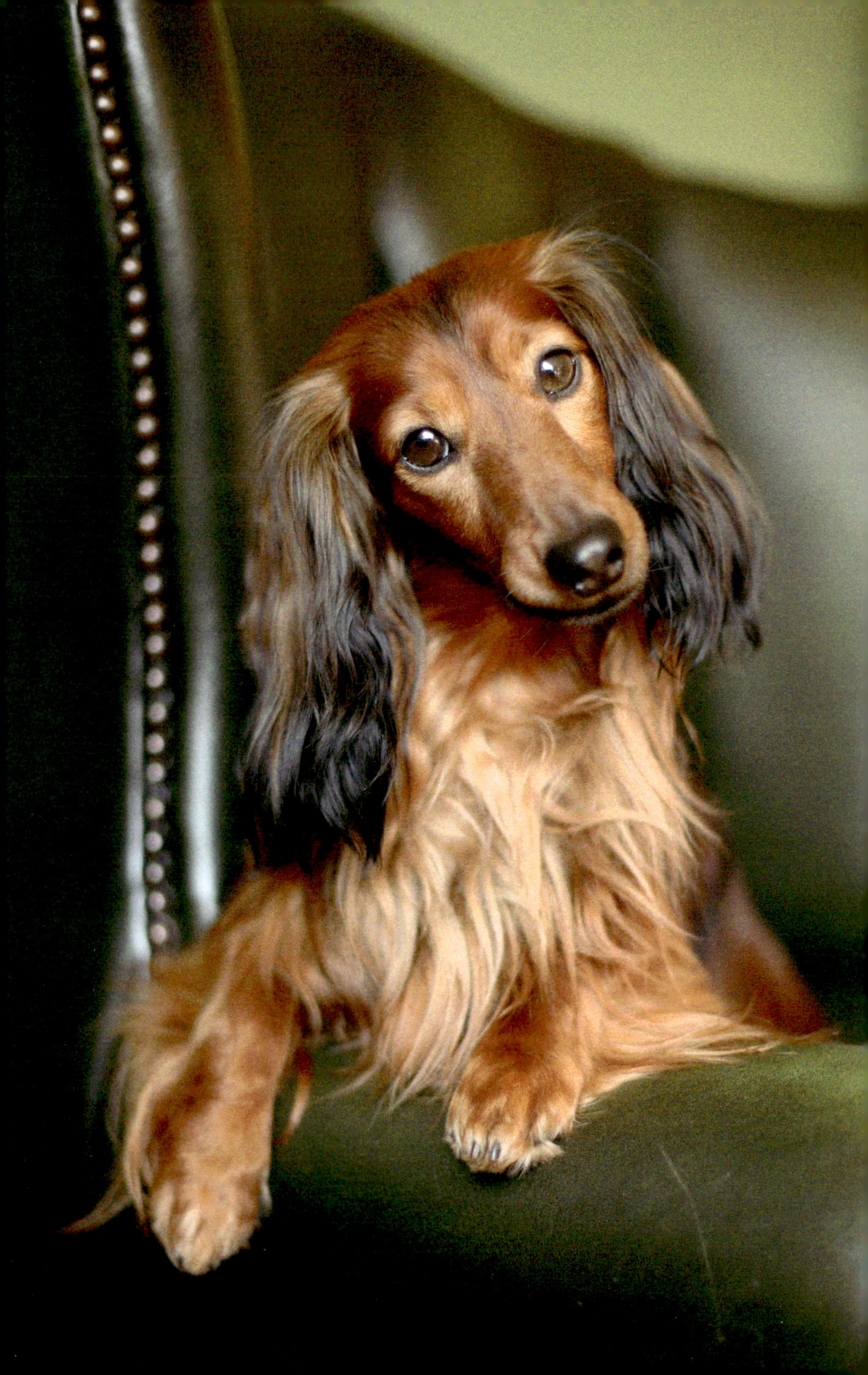

Auf den Hund gekommen ...

Der passende Hund: Wie ist er zu finden?

Wenn das „Warum“ für die Anschaffung eines Hundes beantwortet und die Entscheidung dafür gefallen ist, stellen sich gleich die nächsten Fragen: Die nach dem „Wie“ und „Wo“. Wie geht man vor, wo findet man den passenden vierbeinigen Partner?

Die richtigen Antworten bestimmen über viele Jahre Lebensqualität und Lebensglück. Sie wollen gut überlegt sein, Schnellschüsse gehen auch hier, wie so häufig, leicht nach hinten los. Gesucht wird ein „ganz besonderer Hund“, ein Partner fürs Leben. Da ist es nicht damit getan, in die Zeitung oder ins Internet zu schauen und irgendein Tier von irgendwoher schnell anzuschaffen.

Mitleid ist der falsche Berater

Bei der Suche nach dem „richtigen Hund“ lauert eine ganz spezielle Gefahr, und die heißt Mitleid. Mitleid zu empfinden ist eine ehrenhafte Eigenschaft, aber in dieser Situation ist Mitleid ein sehr schlechter Berater!

Gemütlich, so ein toller Sessel ...

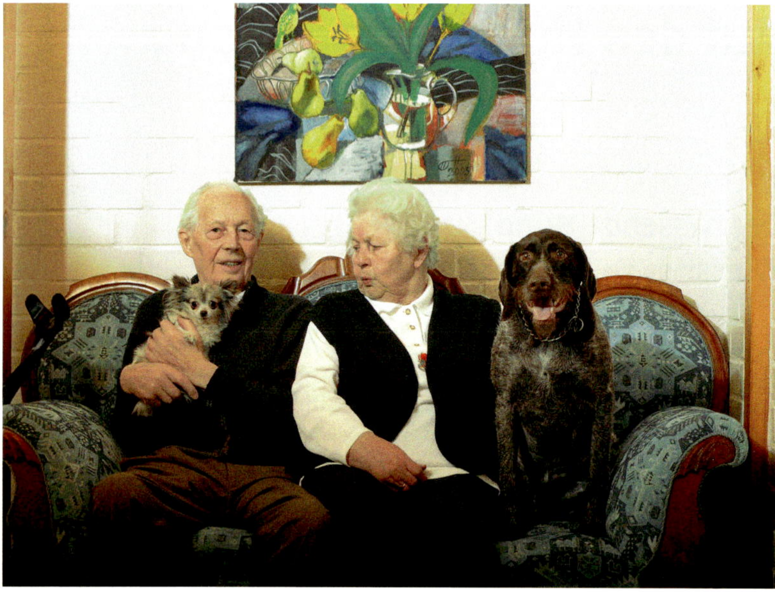

Der jahrgangsgerechte Hund wird liebevoll im Arm gehalten ...

Der Hund muss zum eigenen Leben passen, nicht zur emotionalen Verfassung des Augenblicks.

Die Entscheidung für ein bestimmtes Tier nur aus Mitleid, etwa weil es so zurückgezogen in der Ecke kauert oder krank aussieht, ist grundfalsch! Mitleid empfindet man für die Minuten der Entscheidung für das betreffende Tier. Mit diesem und seinen eventuellen Handicaps aber lebt man doch viele Jahre.

Es klingt hart, das so deutlich zu sagen. Aber man muss doch die eigenen Zipperlein schon verkraften, da sollte man nicht weitere Kümmernisse durch einen tierischen Lebenspartner hinzufügen. Der Hund muss eben (wichtigstes Kriterium!) zu den eigenen Lebensbedingungen passen – nicht zur emotionalen Verfassung des Augenblicks.

Die „richtige“ Größe

Klein, leicht, mit wenig Kraft und weiblich – so sieht der ideale Hund für ältere Menschen aus.

Bei der Auswahl liegt ein besonderes Augenmerk darauf, dass man es sich nicht zu schwer macht – im übertragenen wie im wahrsten Sinne des Wortes. Ist der Hund zu schwer, muss man sich vielleicht genau dann von seinem treuen Begleiter trennen, wenn man sich gerade so richtig gut aneinander gewöhnt hat – nur weil man dem Tier nicht mehr die Treppe hinaufhelfen, geschweige denn es tragen kann.

Und: Selbst ein Hund mit „nur“ zehn bis 15 Kilo Gewicht kann einen nicht mehr ganz so standfesten Senioren umreißen! Das kurze Fazit ist: Der Hund muss **klein**, **leicht** und **ohne Körperkraft** sowie, aus „technischen“ Gründen, **weiblich** sein.

Hündin oder Rüde?

Da steht man nun vor einem Körbchen mit vielen kleinen „Wollknäulen“ mit Knopfaugen. Sie sind alle süß! Alle, Rüden wie Hündinnen! Sie sind Babys und das Geschlecht hat noch gar keine Bedeutung.

Es wird aber im Laufe des Erwachsenwerdens der Kleinen an Bedeutung gewinnen. Deshalb wollen die Vorzüge und Nachteile der Geschlechter fein beleuchtet werden – schließlich wird die richtige Begleitung für eine ganz bestimmte Lebenssituation gesucht!

Es geht nicht um die Frage, wer niedlicher ist. Auch ein „Das haben wir immer schon gehabt“

ist jetzt nicht hilfreich. Es geht darum, was zu den eigenen Lebensumstände besten passt – und da empfiehlt sich eine Hündin!

Warum eine Hündin?

Mancher wird einwenden, eine Hündin werde läufig, ein Rüde nicht. Das stimmt. Eine läufige Hündin könne auch tragend werden, ein Rüde nicht. Stimmt ebenfalls.

Diese „Nachteile" lassen sich aber leicht ausräumen. Eine Hündin für den gesuchten „Spezialjob" sollte man kastrieren lassen. Eine ungewollte Trächtigkeit kann – und sollte – man auf diese Weise leicht vermeiden.

Eine kastrierte Hündin wird nicht läufig und darum für Rüden gar nicht erst attraktiv.

Züchten werden ältere Hundebesitzer in der Regel ohnehin nicht wollen. Zudem soll man das Züchten den Züchtern überlassen. Sie kennen sich damit aus.

Die Vorteile einer kastrierten Hündin liegen auf der Hand: Sie wird nicht läufig, blutet nicht, wird also gar nicht erst für Rüden attraktiv. Das vermeidet ungebetenen „Herrenbesuch" und eventuell notwendige Abwehrkämpfe gegen aufdringliche „Möchtegern-Liebhaber".

Damit ist auch die Gefahr gebannt, als Frauchen oder Herrchen angesprungen zu werden, wenn man sein Hundemädchen auf dem Arm in Sicherheit bringen will. Denn man muss wissen, dass zum Beispiel ein Schäferhund die Gerüche einer Yorkiedame genauso attraktiv findet wie die einer großen Hündin.

Man selbst könnte bei den Annäherungsversuchen eines größeren Rüden also leicht mal umgestoßen werden. Die damit verbundenen Verletzungsrisiken kann und soll man umgehen!

Übrigens kann man mit einer Kastration der Hündin vor der ersten Läufigkeit auch das Risiko späterer Gesäugetumoren fast vollständig vermeiden. Selten kann es vorkommen, dass eine kastrierte Hündin ein Babyfell beibehält. Das ist dann etwas plüschiger als das übliche Erwachsenenfell, sieht aber niedlich aus und bedeutet keine weiteren Beeinträchtigungen.

Von Spritzen gegen die Läufigkeit als Alternative zur Kastration ist eher abzuraten. Es handelt sich dabei um Hormone, und die müssen sehr präzise gehandhabt werden.

Und: Hundemädchen hocken sich zeitlebens hin beim Wasserlassen. Deshalb ist es ein Leichtes, eine Hündin an ein Katzenklo als eigene häusliche Toilette zu gewöhnen. Dass dieser Kniff einen großen Beitrag zum stressfreien Zu-

Verhütungsspritzen?

Tipp

Besonders bei jungen Hündinnen ist von Spritzen gegen die Läufigkeit abzuraten. Denn die Spritzentermine alle fünf Monate müssen sehr präzise eingehalten werden. Schließlich handelt es sich um Hormone und die sind sehr sorgfältig zu handhaben – sonst kann es zu einer Gebärmutterentzündung kommen und die vereiterte Gebärmutter muss operativ entfernt werden.
Man sollte sich selbst ehrlich fragen: Was will und kann ich leisten? Bin ich jederzeit so fit und mobil, dass ich die Spritzentermine präzise einhalten kann? Habe ich jederzeit Gelegenheit und Zeit, zum Tierarzt zu fahren? Denke ich immer an die Termine?

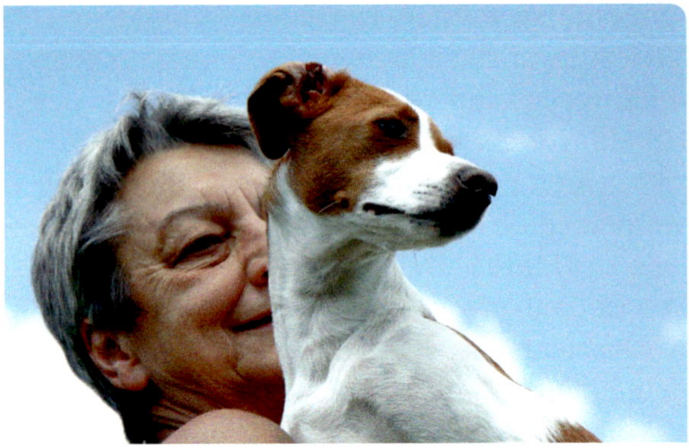

Auch ein kleiner Mischling kann ein echter Glücksgriff sein.

sammenleben von Mensch und Hund leisten kann, ist an anderer Stelle näher ausgeführt.

Aber Rüden sind doch viel „praktischer“ – oder?

Aber sind Rüden nicht viel „praktischer“? Sie werden nicht läufig, bluten nicht und werden auch nicht trächtig. Diese Vorteile der Rüden werden jedoch dadurch etwas geschmälert, dass die „Casanovas“ unter ihnen gerne mal auf Achse gehen – immer der Nase nach zu der begehrten Dame hin. Verständlich aus Sicht des Hundes, aber lästig für seinen Menschen!

Ein Rüde riecht eben jede läufige Hündin des Stadtteils und will ihr meist gern seine „Aufwartung machen“. Dann büxt er sogar aus oder läuft „blind vor Liebe“ einfach auf die Hauptstraße. Die möglichen Folgen mag man sich nicht ausmalen! Und die Besitzer läufiger Hundedamen sind auch nicht eben begeistert von solch vierbeinigen Besuchern.

Die Kastration eines Rüden würde dieses eine Problem lösen, doch im Gegensatz zur Hündin kann dieser etwas von seinem „männlichen“ Gesichtsausdruck verlieren. Zusätzlich ist zu bedenken, dass wegen der hormonellen Veränderungen die Futterverwertung meist besser, der kastrierte Kleine also bei gleichem Futter leicht viel zu dick wird. Man muss ihn also immer kurz halten beim Fressen!

Sein Fokus ist jetzt mehr auf das Fressen gerichtet, so dass er viel öfter meint, hungrig zu sein und dringend etwas zu sich nehmen zu müssen … Ihm wirklich stets nur seine gesunde Futterration zu geben, der ständige Kampf um die „schlanke Linie“ – das ist nicht jedermanns Sache!

Dazu kommt, dass auch noch so kleine Rüden mehr als Hundemädchen das Bestreben haben, in der Rangfolge des Rudels, das heißt bei ihren Menschen, aufzusteigen. Ein Rüde möchte eben Chef sein – oder werden: „Klein-Macho“ halt. Diese immerwährenden Machtkämpfchen können recht anstrengend sein. Die Hündin besetzt im Normalfall ihre Position und behält sie bei.

Das Dominanzgehabe der Rüden äußert sich zudem häufig in einer Abneigung seinen Geschlechtsgenossen gegenüber. „Eigentlich ist er ganz lieb, aber er mag keine anderen Rüden …“, heißt es dann.

Dabei könnte man schnell mit in eventuelle Auseinandersetzungen hineingezogen werden und zu Schaden kommen. Vergleichbares hört man über Hündinnen deutlich seltener.

Auch kleine Rüden möchten Chef des Rudels sein und „telefonieren“ gern und viel.

Ein besonders kecker Rüde hebt auch schon mal das Bein am Sofa der besten Freundin oder in einem feinen Wäschegeschäft. Er muss eben seine Wichtigkeit dokumentieren – aber nicht alle Menschen finden das lustig!

Als Welpe gehen auch kleine Rüden anstandslos auf ihre häusliche Toilette, das Katzenklo. Aber leider tun das die kleinen Jungs nur, bis sie das Bein heben können und sich nicht mehr, wie die Mädchen, hinhocken. Dann kommt die Natur wieder durch!

Ein Rüde lässt schließlich nicht nur „einfach“ Wasser, sondern dem Pipimachen kommt eine wichtige Rolle bei der Kommunikation zu: Durch das Markieren tauscht er mit anderen Hunden wichtige Informationen aus. Einen Rüden auf ein häusliches Klo zu zwingen, würde bedeuten, ihm einen Großteil seiner Kommunikationsmöglichkeiten zu nehmen.

„Telefonieren“ per Tröpfchen

Wussten Sie, dass ein Rüde, wenn er Wasser gelassen hat, noch bis zu 40-(!)-mal „telefonieren“ kann – wenn auch nur noch ein „gaaanz kleines Tröpfchen“. Lustigerweise versuchen auch viele kleine Rüden, ihren Artgenossen vorzugaukeln, sie hätten es mit einem „ganz Großen“ zu tun. Dafür bemühen sie sich, ihre Marke mit akrobatischen Akten möglichst hoch am Baum zu platzieren. Die Höhe definiert die Größe! Trickreich, oder?

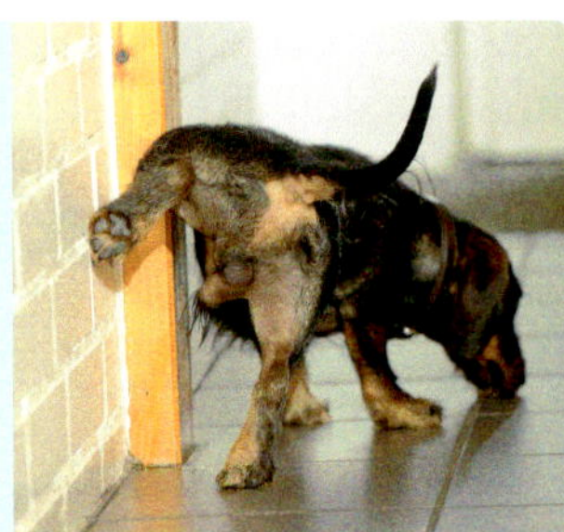

„Das hat er ja noch nie gemacht ...!“

Aus der Praxis: Nach der Pubertät

Der kleine Bologneserrüde hatte fein gelernt, das Katzenklo zu benutzen. So kam er gut erzogen zu seinem neuen Frauchen. Man hatte ihm im Welpenalter als „Ziel“ eine Plastikflasche mitten in sein Katzenklo gestellt, die er auch artig täglich benutzte und benetzte.
Nun wurde er erwachsen und sah, dass seine Art- und Geschlechtsgenossen draußen an alle Bäume „telefonierten“. Das fand er ebenfalls hoch attraktiv, so dass er „mitschnacken“ wollte und fortan zu Hause nicht mehr gegen die Flasche piescherte, sondern lieber von außen gegen das Katzenklo ...
Das war das Ende der Geschichte vom Bologneserrüden im Katzenklo. Die Erfahrung lehrt, dass die Natur nicht nur bei diesem mitteilungsfreudigen kleinen Kerl siegt, sondern auch bei vielen anderen. So sind sie halt, die kleinen „Machos“!

Gewicht und Kraft

Neben Größe und Geschlecht sind auch Gewicht und Kraft bedeutsam bei der Auswahl des geeigneten Partners auf vier Pfoten. Dabei gilt es zu bedenken, dass das relative Faktoren sind, abhängig von den eigenen Lebensbedingungen. Ein Cocker Spaniel ist ein kleiner Hund, wenn man 30 Jahre alt ist. Ist man 70, ist ein Yorkshire Terrier klein.

Das Gewicht

Leicht muss der Hund sein, damit man ihn bequem hochheben und gemütlich auf den Schoß nehmen kann, ohne dass man sich einen Bruch hebt oder einem gleich die Beine einschlafen.

Selbst wenn man im Rollstuhl sitzt, ist ein leichter Hund fix mal am (gut angepassten!) Geschirr hochzuheben – man muss sich dafür nicht einmal bücken! Manchmal ist es eben einfacher, wenn das Tier zur streichelnden Hand kommen kann, als wenn die streichelnde Hand zum Tier kommen muss ...

Ein kleiner Hund, könnte man denken, ist doch immer leicht. Das stimmt so nicht ganz.

Für junge Leute ist ein zehn Kilo schwerer Hund sehr leicht. Für einen älteren Menschen können zehn Kilo eine (zu) schwere Last sein. Man bedenke, dass der Lebensbegleiter auf vier Pfoten im Alter – wie man selbst – vielleicht nicht mehr gut Treppen laufen kann. Dann will man ihn doch hinauftragen können, ohne selbst in Gefahr zu kommen.

Ein stressfreies, unkompliziertes und möglichst langes Zusammenleben von Mensch und Tier ist das Ziel. Darum sei „leicht" für den Hund hier eindeutig definiert: Es bedeutet nicht mehr als etwa fünf Kilo Körpergewicht. Dabei ist das maximale Gewicht von Bedeutung, nicht das rassetypische Idealgewicht!

Maximal- statt Idealgewicht

Bei der Betrachtung einer Hunderasse gilt nicht das erstrebenswerte rassetypische Idealgewicht als Maßstab, sondern das, das Hunde dieser Rasse maximal erreichen können. Bei den gemütlichen Kaffeezeiten mit Herrchen und Frauchen könnte ja mal ein Brocken mehr vom Tisch fallen als gut tut. Da ist ein Vierbeiner schnell über die Idealmaße hinaus. Und das geht ja nicht nur Tieren so...

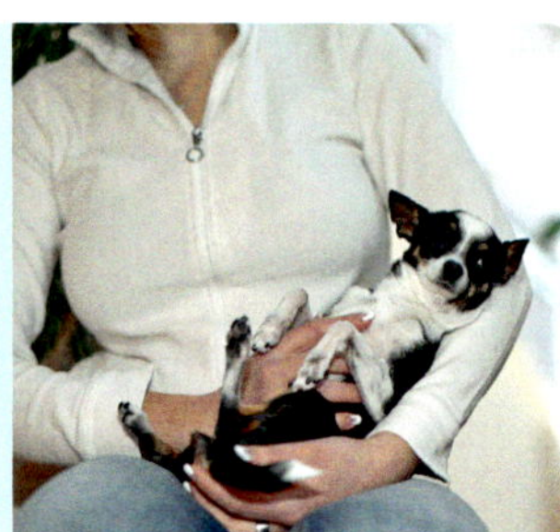

Auch dick noch leicht ...

Die Kraft

Ein mindestens ebenso wichtiger Aspekt ist die Kraft eines Hundes. Die Faustregel lautet: Die Kraft des Besitzers soll möglichst zu jeder Zeit größer sein als die des Hundes.

Faustregel: Die Kraft des Besitzers soll zu jeder Zeit größer sein als die des Hundes.

Ein Zwergschnauzer oder auch ein Dackel haben, obwohl sie keine großen Hunde sind, viel Kraft. Sie werden oder wurden ja zum Teil als Jagdhunde geführt, dafür braucht es schon den eher kräftigen Typ Vierbeiner. Besonders dann, wenn einem solchen Hund beim Spaziergang ein Hase vor die Nase läuft, kann er seinen Besitzer ungewollt plötzlich von den Beinen holen – mit allen möglichen fatalen Folgen.

Rassen wie Yorkshire Terrier, Chihuahua, Malteser und viele andere aus der Gruppe der kleinen Gesellschaftshunde haben wenig Kraft, wenig Gewicht (auch wenn sie mal etwas „barock“ gefüttert sind), und sie sind klein. Sie sind damit Beispiele für gut geeignete Hunde als Begleiter für Menschen fortgeschrittener Jahrgänge.

Rassehund oder Mischling?

Mischling oder Rassehund? Eine schwierige Entscheidung …

Rassehunde

Ein Rassehund ist teurer als ein Mischling, wird mancher sagen. Das stimmt, aber auf ein ganzes Hundeleben bezogen fällt der Anschaffungspreis gar nicht mehr so sehr ins Gewicht. Bei einem Rassehund kann man Größe, Gewicht und Kraft

Größe, Gewicht und Kraft sind bei einem Rassehund sicherer vorauszusagen als bei einem Mischling.

sicher vorhersagen. Deshalb rate ich eher zum Rassehund. Aber ...

Ein Hund, dessen Zukunft es ist, Freund und Begleiter zu sein, muss nicht die strengen Kriterien eines Zucht- oder Schautieres erfüllen. So kann man kleine Zahnfehler, einen „falschen" Knick in den Ohren, leichten Über- oder Unterbiss, Farb- und Fellabweichungen vom Rassestandard oder ähnliches in Kauf nehmen – und das Tier kostet oft etwas weniger!

Allerdings: Ob ein solcher „Fehler" wirklich gesundheitlich unbedeutend ist oder später Probleme macht, sollte dringend geklärt werden – vor dem Kauf und vom (eigenen!) Tierarzt!

Mischlinge

Bisher war bei den Überlegungen zur Auswahl eines Hundes immer von bestimmten Rassen die Rede. Aber Mischlinge sind genauso lieb! Ganz sicher! Ein paar Dinge mehr als beim Rassehund gibt es aber zu bedenken.

„Riesenzwerge": Bei einem Mischling weiß man verlässlich erst mit einem Jahr, wie groß, stark und schwer er werden kann. Darum hier das erste „Aber": Einen Mischlinghund sollte man erst zu sich nehmen, wenn er mit knapp einem Jahr ausgewachsen ist. Denn erst dann kann man sein „Endformat" erkennen. Sonst ist unvermittelt aus einer Handvoll Hündchen ein „Riesenzwerg" geworden! Und dann könnte sich im Nachhinein die bange Frage stellen: War diese „Handvoll" wirklich bei der Abgabe schon zwölf Wochen alt oder doch erst acht?

War es wirklich eine Mischung aus Yorkie und Malteser oder doch eine aus Mix und Mix?

Ob ein kleiner Wuschel wirklich eine Mischung aus Yorkie und Chihuahua ist, kann man besonders in den ersten Wochen per bloßem Augenschein nicht sicher feststellen. Außerdem kann eine Hündin durchaus in einem Wurf Welpen von verschiedenen Rüden zur Welt bringen, wenn sie in der heißen Phase ihrer Läufigkeit dem Charme mehrerer vierbeiniger Verehrer nicht widerstehen konnte. Und darunter könnte ein Mischlingsrüde gewesen sein, der selbst zwar klein ist, aber die Größe seiner früheren Vorfahren vererbt ...

Die Wahl des Mischlings ist also riskanter als die eines Rassehundes. Hat man sich „vertan", könnte das eine spätere Trennung nach sich ziehen. Und dann ...?

Lieber gleich auf Nummer Sicher gehen! Findet man jedoch einen Mischling, der klein und leicht ist, klein und leicht bleibt und weiblich ist, dann wird man selbstverständlich an und mit ihm genauso viel Freude haben wie mit einem Rassehund.

Etwas schwieriger dürfte sich bei der Eingewöhnung eines bereits älteren Vierbeiners aber das Anlernen auf das Katzenklo gestalten. Denn Pipimachen ist auch Gewohnheitssache, sogar unter Hunden. Und wenn die Kleinen erst einmal daran gewohnt wurden, ihr Geschäft draußen im Park zu erledigen, wollen sie das vielleicht so beibehalten. Hier ist also mehr Geduld gefragt, aber die ist sinnvoll und notwendig.

„Hybridhunde“: Neu sind die modernen sogenannten Hybridhunde. Das sind Hunde, bei denen Mutter und Vater beide Rassehunde sind, aber nicht von derselben Rasse.

Abgesehen von der Frage nach dem Sinn solcher Mischungen können Hybridhunde aus definitiv kleinen Rassen durchaus eine Alternative sein. Es kommt aber sehr auf die Mischung an: Man muss sicher sein können, dass der Hund wirklich klein und leicht bleibt.

Hunde aus dem Ausland: **„Importhunde“** sind eine weitere Option. Aber eine gute? Ich denke: Es gibt nicht von der Hand zu weisende Gründe, von der Anschaffung eher Abstand zu nehmen. Nicht der einzelne Hund muss ungeeignet sein – aber möglicherweise der Weg, den er hinter sich hat.

Ist es nicht besser, nachhaltige Arbeit für die Hunde in den betreffenden Ländern zu leisten? Das beginnt bei der Aufklärung der dortigen, oft sorglosen Tierhalter. Sie sollten ihre Hündinnen nicht trächtig werden lassen. Tierschützer können sich im Ausland wunderbar hilfreich betätigen: Es gibt lobenswerte Initiativen, die dort vor Ort die Kastration weiblicher (!) Tiere organisieren und finanzieren. So kommen ungewollte Hundebabys gar nicht erst auf die Welt. Das Kastrieren ist wirklich nachhaltige Hilfe. Der bloße Transport in ein anderes Land dagegen ändert doch nichts an den Zuständen in der Heimat der Hunde! Zudem: Unsere Tierheime sind auch voll mit verlassenen Tieren. Und die gilt es doch zuerst glücklich zu machen, oder?

Allerdings gibt es, zugegeben, in hiesigen Tierheimen kaum kleine Hunde. Man sollte dann eben etwas mehr Zeit in die Suche investieren. Einen passenden vierbeinigen Begleiter wird man finden!

Gesundheit und Verhalten von Hunden aus dem Süden sind häufig schwer einzuschätzen.

Dazu kommt, dass Gesundheit und Verhalten der Vierbeiner aus dem Süden häufig schwer einzuschätzen sind. Die Erfahrung lehrt, dass es sich oft um Hunde handelt, die auf der Straße gelebt haben und entsprechend ganz auf sich gestellt waren. Das hat sie zu eigenständigen, selbstbewussten Charakteren geformt, die sich schwer auf erzieherische Maßnahmen des Menschen und das Zusammenleben mit ihm einstellen können. Das macht es für neue Frauchen und Herrchen nicht leichter ...

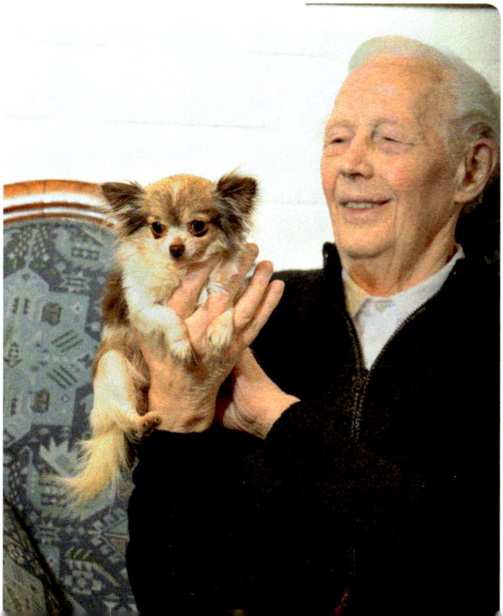

Kleiner Hund, großes Glück! So soll es sein!

Aber Ausnahmen bestätigen auch hier die Regel. Denn natürlich bereiten die kleinen „Südländer" auch ganz, ganz viel Freude!

Sind Mischlinge wirklich gesünder als Rassehunde?

„Mischlinge sind gesünder als Rassehunde" – diesem unverwüstlichen, alten Märchen sollte man nicht ohne Weiteres glauben. Richtig ist sicherlich, dass man bestimmten Rassen bestimmte Erkrankungen zuordnen kann, die öfter bei diesen vorkommen als bei anderen Rassen. Das ist bei einem Mischling naturgemäß nicht möglich. Er kann entweder keine – oder sogar von beiden Eltern „rassetypische" Krankheiten erben. Bei der Mischung der Gene aus zwei Rassen werden leider nicht immer die „Krankheitsgene" aussortiert. Sonst müssten Mischlinge ja nie zum Tierarzt – und das ist nicht der Fall.

Geeignete Rassen: Kurzporträts

Nach generellen Überlegungen soll nun eine kleine Auswahl von Hunden kurz beschrieben werden, die sich gut eignen, einen Besitzer in besonderen Lebenslagen oder bis ins hohe Alter zu begleiten. Es gibt diverse Rassen, die diese Kriterien erfüllen und recht unterschiedlich in ihrer Art sind. Hier werden nun konkrete Beispiele geboten. Tiefergehende Informationen seien empfohlen!

Gemeinsam ist den vorgestellten Rassen, dass sie gut auch auf kleinem Raum gehalten werden können und keine Ansprüche auf kilometerlange Wanderungen stellen. Sie lieben den Park, den Garten oder für das Spielen auch das eigene Heim.

Nicht verschwiegen werden sollten dabei einige **gesundheitliche Besonderheiten** von Kleinrassen. Das sind im übrigen nicht mehr als bei großen Rassen! Wenn ihre Menschen sich darauf einstellen, hindern diese Besonderheiten die kleinen Hunde kaum daran, fröhlich alt zu werden.

So neigen die „Kleinen" wegen ihrer kleinen Kiefer oder kurzgezüchteten Gesichter mehr zu Zahnsteinbildung und verlieren dann mal den ein oder anderen Zahn. Das klingt für uns Menschen dramatisch, aber Hunde zeigen ja kein "strahlendes Lächeln", so wie wir das tun. Man sieht den fehlenden Zahn also nicht und das Fressen ist dadurch in der Regel nicht beeinträchtigt. Zahnschmerzen, wie wir sie kennen, sind bei Hunden nur sehr selten zu beobachten. **Zahnstein** kann man entweder sehen als bräunliche Beläge auf den Zähnen, oder man bemerkt ihn daran, dass der Hund aus dem Maul riecht. Dann sollte man zum Tierarzt gehen und den Zahnstein entfernen lassen.

Eine weitere mögliche Auffälligkeit bei Kleinhunden sind **Herzfehler**. Oje, wird mancher denken! Aber auch hier zeigt die Erfahrung, dass die Tiere trotzdem sehr alt werden können. Manche brauchen dann Herztabletten, wie manches Herrchen auch …

Bei den kleinen Hunderassen gibt es einige gesundheitliche Besonderheiten zu beachten.

Kindchengleiche Gesichter mit hoher Stirn, großen Augen und Stupsnasen sind besonders

Überblick über geeignete Rassen

Rasse	Größe	Gewicht	Pflegeaufwand
Yorkshire Terrier	ca. 20 cm	bis zu 3 kg	regelmäßig bürsten, evtl. „Formschnitt“ beim Frisör
Chihuahua	Sehr klein	1,5 bis 3 kg	regelmäßig bürsten
Toypudel	Unter 28 cm		regelmäßige Schur
Papillon / Phalène	20 bis 28 cm	1,5 bis 4,5 kg	regelmäßig bürsten
Malteser	20 bis 25 cm	3 bis 4 kg	regelmäßig bürsten
Bologneser	25 bis 30 cm	2,5 bis 4 kg	regelmäßig bürsten
Zwergpinscher	25 bis 30 cm	4 bis 6 kg	ab und an bürsten
Kaninchenteckel	Brustumfang bis 30 cm	ca. 3 kg	regelmäßig bürsten

niedlich! „Konstruktionsbedingt“ sind die Nasengänge dann jedoch oft ein bißchen eng und winklig. Dadurch schniefeln oder schnarchen die Hunde häufig und die Augen tränen leichter. Vorteilhaft ist es also, wenn die Kleinen „genug Nase“, nicht zu viel Stirn und möglichst keine tränenden Augen haben. Das enspricht manchmal nicht ganz dem Zuchtziel – aber es ist gesünder.

Bei weißen Hunden sieht man manchmal rötliches Fell an den Pfoten oder auch am Körper. Das rührt vom Lecken her: Der Speichel verfärbt das Fell, wenn die Hunde sich oft lecken. Auch tränende Augen hinterlassen rötliche Streifen. Der Tierarzt sollte dann die Ursache klären, ob diese den Kleinen beeinträchtigt und wie sie behandelt werden kann.

Yorkshire Terrier

Yorkies werden nur circa 20 Zentimeter hoch und wiegen deshalb auch nur zwischen 1,5 und drei Kilo. Man sieht fast nie einen zu dicken Yorkie, die Kleinen halten mühelos eine gertenschlanke Linie. Beneidenswert!

Ihr Wesen ist ausgesprochen freundlich, sie sind treu und lustig. Sie haben schönes, seidiges Haar. Pflegeleichter sind sie, wenn sie ab und an zum Friseur gebracht werden, notwendig ist dies jedoch nicht.

Yorkies sind entgegen ihrem „Schickimicki"-Ruf richtige, echte Hunde! So zart sie auch aussehen, sie sind keine empfindlichen Weichlinge! Und das Schleifchen auf dem Kopf ist ja nicht Pflicht ...

Yorkshire Terrier:
Prädikat:
sehr empfehlenswert

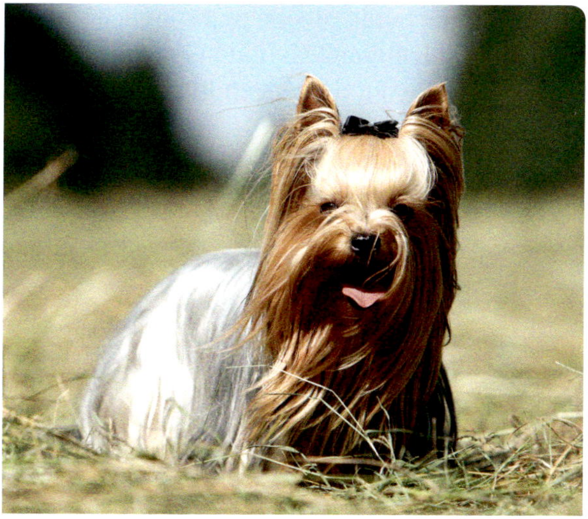

Ein bildschöner und gepflegter Yorkshire Terrier.

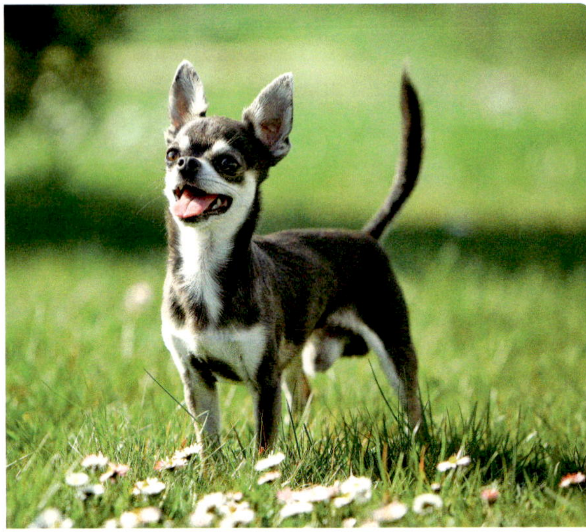

Dieser Chihuahuadeckrüde steckt voller Tatendrang.

Chihuahua
Prädikat:
wie geschaffen als Begleiter!

Chihuahua

Chihuahuas tragen denselben Namen wie die mexikanische Stadt, aus sie ursprünglich stammen. Sie sind anhänglich und lustig, aber auch, was man ihnen auf den ersten Blick gar nicht zutrauen mag, gute Wächter!

Die kleinen Gesellen sind mit ihren ein bis zwei Kilo Körpergewicht superleicht und haben kaum Kräfte. Es gibt sie kurz- und langhaarig und in vielen Farben. Achten sollte man bei der Auswahl auf eine nicht zu ausgeprägte Stirn und darauf, dass die Augen nicht tränen. Ein Problem kann man mit ihnen jedoch haben: Man kann sie übersehen wegen ihrer „Kleinheit" – aber daran gewöhnt man sich.

Toypudel

Achtung, auch für Toypudel gilt, wie für Dackel (siehe unten): Der Hund muss sicher einer klein vererbenden Zuchtlinie entstammen!

Diese Pudel sind besonders gut geeignet, da sie gesellig, gelehrig und einfach zu erziehen sind. Ihnen ist der lange Spaziergang genauso lieb wie der kurze. Wenn man Spaß daran hat, mit seinem Partner kleine Kunststückchen einzuüben oder auch praktische Spiele wie „Schuhe holen" zu trainieren, ist der Pudel wie dafür geschaffen.

Bei Pudeln ist der regelmäßige Friseurbesuch obligatorisch, und: Pudel haaren nicht. Mag man keine „aufgeputzten" Begleiter mit klassischer Schur, so kann man das Fell auch mit einer einfachen, überall gleichlangem Schnitt kurzhalten, wie zum Beispiel in Frankreich üblich.

Toypudel
Prädikat:
gelehrig, gesellig, munter!

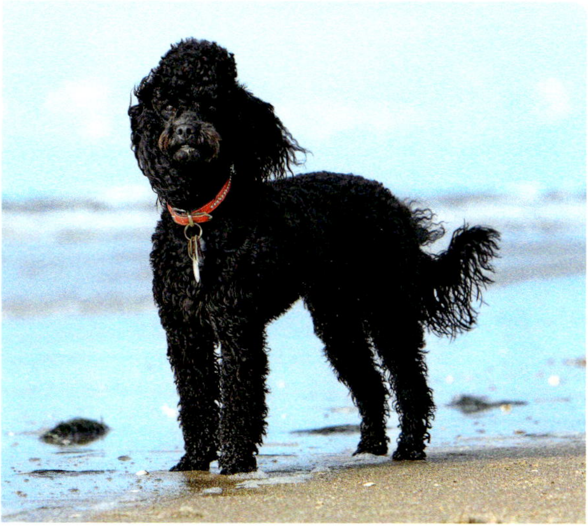

Ein Toypudel am Strand.

Papillon und Phalène

Die stehohrigen Papillons und Phalène, ihre hängeohrigen Verwandten, werden auch Schmetterlingshunde genannt. Sie stammen von Zwergspaniels ab. Sie sind klug, gelehrig und haben leise Stimmen.

Papillon und Phalène
Prädikat: leise, beweglich und bildschön

Obwohl diese Kleinen nur zwischen 1,5 und 4,5 Kilo Körpergewicht erreichen, ist ihr Fundament nicht „fipsig“ zart, sondern sie stehen stabil im Leben. Papillons und Phalène sind recht bewegungsfreudig. Sogar Agility macht ihnen Spaß.

Bichons

Zu den Bichons, die aus dem Mittelmeerraum stammen, gehören Bichon frisé, Bologneser, Malteser, Löwchen, Havaneser und einige mehr. Viele von ihnen sind weiß, es gibt aber auch

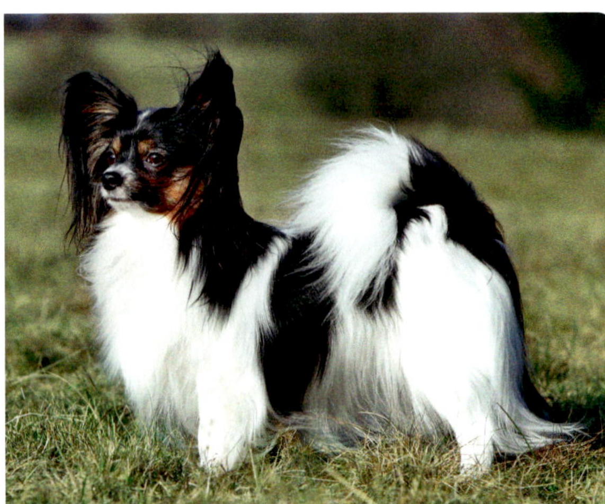

Der Papillon ist auch für Hundesport geeignet.

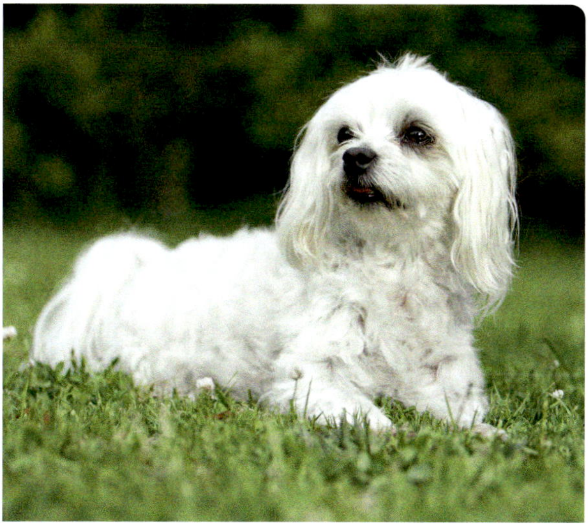

Schon in der Antike waren die Malteser die Hunde der Damen von Welt.

„bunte Ausführungen“. Stellvertretend seien hier zwei dieser Rassen kurz vorgestellt.

Malteser: Schon in der Antike war der Malteser ein beliebter Schoßhund der Damen von Welt. Sein reinweißes Fell ist ein Blickfang – aber nur bei guter Pflege. Wenn man ihn nicht bei Ausstellungen präsentieren will, ist es ratsam, ihm eine „Pupschneise“ um den After herum zu scheren. Damit ist er leichter sauber zu halten.

Malteser sind klug, anhänglich und friedlich. Sie sind gern Herrchens oder Frauchens Schatten, also überall dabei. Bei einem Gewicht von nur drei bis vier Kilo können sie fast 25 Zentimeter hoch werden.

Bologneser: Sie sind keine Kläffer und sehr angenehme Gesellschaft. Bologneser sind ver-

Bichons
Prädikat:
sehr empfehlenswert, sehr anhänglich

Bologneser – drinnen ruhig, draußen flott.

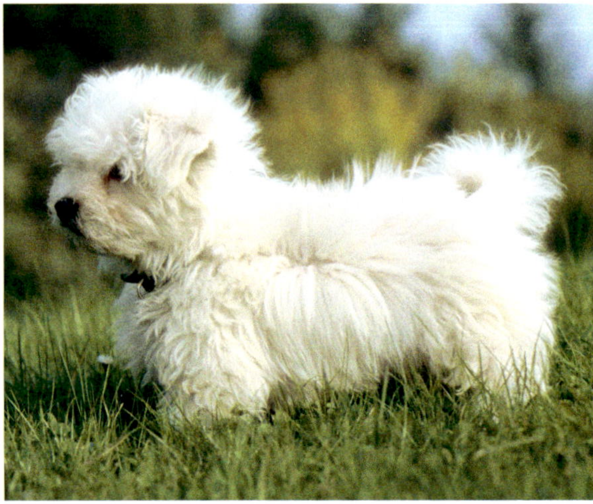

Bologneser
Prädikat: klein, leicht, klasse.

gleichsweise hochbeinig bei 2,5 bis vier Kilo Körpergewicht. Ihr lockiges weißes Fell braucht viel Pflege und/oder öfter mal den Friseur.

Sie sind ideale Wohnungshunde: In den eigenen vier Wänden verhalten sie sich ruhig, können aber draußen, wenn es darauf ankommt, mit ihren flinken Beinchen auch flott und lange laufen.

Zwergpinscher

Zwerg pinscher
Prädikat: ein drahtiger Hausgenosse, der viel Spaß macht!

Hier eine kurzhaarige Rasse: Zwergpinscher. Es gibt sie einfarbig von hirschrot bis dunkelbraun – oder schwarz-rot. Diese Tierchen sind mit bis zu sechs Kilo Körpergewicht etwas schwerer als die vorgenannten Rassen, passen aber noch gut in die Kategorie „geeignete Hunde für besondere Lebensumstände“. Zwergpinscher sind anhänglich, bewegungsfreudig, selbstbewusst und

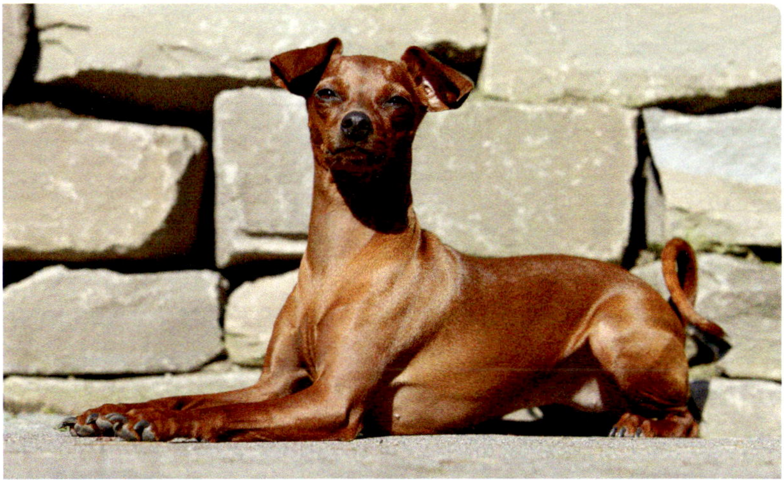

Zwergpinscher – sportlich, glatt und glänzend.

wachsam. Ihr glattes, kurzes und glänzendes Fell erfordert keine „große Toilette“, aber Bürsten als Genuss kommt bei ihnen trotzdem gut an.

Kaninchenteckel

Achtung: Hier ist ausdrücklich von Kaninchenteckeln, nicht von Dackeln allgemein die Rede! Diese sind die kleinste Ausführung der Dackelfamilie und nur sie bleiben klein und leicht genug, um in unsere Rubrik „geeignete Hausgenossen“ zu passen.

Die größeren Dackel nämlich werden oft nicht nur zu schwer, sondern auch viel zu kräftig. Sie sind schließlich vollwertige Jagdhunde, die im Fuchsbau diese Kraft auch brauchen!

Dazu kommt, dass sie in der Regel über ein ausgeprägtes Selbstbewusstsein verfügen, was

Hier lässt ein Rauhaar-kaninchenteckel seinen Charme spielen ...

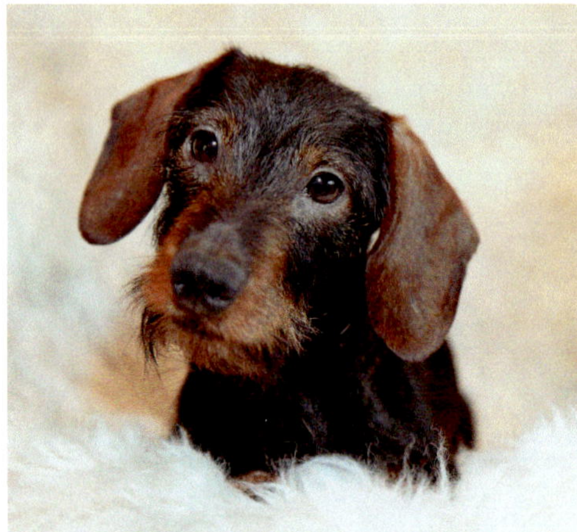

Kaninchen-teckel
Prädikat: tolle Hunde, echte Kumpel

sie nicht gerade leicht erziehbar macht. Darüber hinaus gehen sie auch gern mal selbständig „auf den Swutsch“. Das macht natürlich einen Teil ihres Charmes aus, aber ...

Die zarten Kaninchenteckel sind zwar auch „echte“ Dackel, aber nicht solche Jäger und Draufgänger. Sie sind etwas einfacher zu handhaben.

Beim Kauf sollte man, damit man nicht am Ende doch einen Riesenzwerg sein eigen nennt, darauf achten, dass der Hund sicher klein bleibenden Zuchtlinien entstammt. Wer neu von einem größeren vierbeinigen Begleiter auf einen kleinen umsteigt, dem mag so ein „richtiger Dackel“ vielleicht am ehesten zusagen.

Rassen wie Pekingesen, Shih Tzu, Tibet Terrier, Lhasa Apso oder ähnliche – ihr Wesen würde auch sie unbedingt als geeignete Kandidaten qualifizieren! Der vielen von ihnen eigene gesegnete Appetit allerdings weniger!

Sie alle können leicht „barocke Formen“ annehmen und werden dann zu schwer. Wer soll den Hund die Treppe hinauftragen, wenn er und sein Mensch älter werden? Die Anschaffung würde sehr viel Disziplin bei der Fütterung erfordern, jeden Tag, ein ganzes Hundeleben lang. Die schlanke Linie zu halten kann ganz schön schwierig sein, das weiß mancher Besitzer ja auch von sich selbst. Aber wer es sich zutraut …

Eigene Erfahrungen haben mich gelehrt, dass West Highland White Terrier, Scottish Terrier oder Cairn Terrier ebenfalls tolle Hunde sind. Aber durch ihr Gewicht, ihr energisches Temperament und besonders ihre Kraft können sie älteren oder gehandicapten Menschen nicht unerhebliche Probleme bereiten.

Nicht alle kleinen Hunde sind für Senioren geeignet

Auch der Jack Russell Terrier wird an dieser Stelle manchem fehlen. Ja, auch „Jackies“ sind prima Hunde, und sie sind vom Gewicht her leicht. Aber sie sind eben auch äußerst umtriebige kleine Kerle, manchmal sogar etwas hektisch. Sie haben zudem ein enormes Laufbedürfnis und passen darum nicht so gut zu weniger beweglichen Menschen.

Wo finde ich den Hund für mich?

Es gibt viele Möglichkeiten, einen Hund zu finden – empfehlenswerte und solche, von denen dringend abzuraten ist! Ob direkt vom Züchter, über Kontakte, Anzeigen oder das Internet: In jedem Fall gilt es, genau hinzuschauen und die Angaben zu prüfen, möglichst durch eigenen Augenschein.

Und um es gleich vorwegzunehmen: Hundehändler sind ein absolutes „No, No"! Sie betreiben Hundevermehrung zur Gewinnmaximierung – um die Tiere geht es ihnen nicht!

Beim Züchter

Kauft man einen Hund beim Züchter (auch Hobbyzüchter, siehe Kasten), ist durch die Zuchtauslese schon viel über den Hund im Voraus zu erfahren. Ein guter Züchter versucht, bei einer Anpaarung seiner Zuchttiere eine Zuchtverbesserung zu erreichen und kleine Schwächen züchterisch zu beseitigen. Er wird auch mithelfen, aus all den niedlichen Welpen den richtigen auszuwählen.

Ein guter Züchter erzieht seine Hündin, die die Verhaltensregeln dann an ihre Welpen weitergibt.

Der Züchter sollte möglichst in der Nähe wohnen, damit man den neuen Hausgenossen in seiner Kinderstubenzeit mehrmals besuchen und dabei das Wesen von Welpen und Mutter beobachten kann. Das **Verhalten der Mutter** ist besonders wichtig. Sie gibt den Welpen die Grunderziehung mit und damit ihr Sozialverhalten.

Auch der Umgang und der Umgangston der Menschen mit den Tieren lässt wichtige Rückschlüsse auf die Erziehung zu. Ein ruhiger und konsequenter Ton ist ein gutes Indiz für einen versierten Züchter. Ein Züchter mit freundlicher Autorität erzieht seine Hündin, die dann viele

Hundezucht: Kontrolle ist besser!

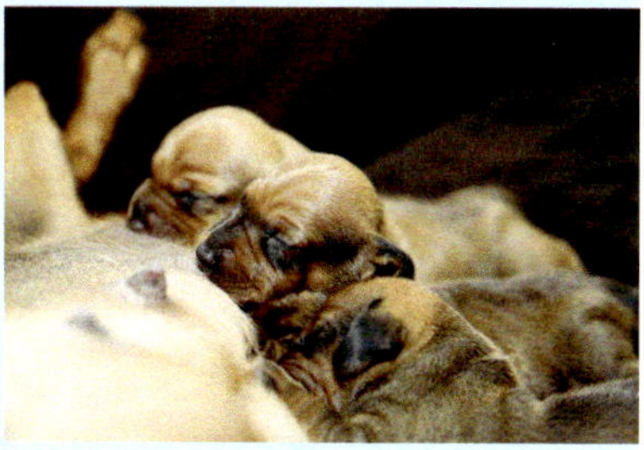

Übrigens: Gute, seriöse Züchter sind meistens in einem Zuchtverband unter dem Dach des VDH (Verband für das Deutsche Hundewesen) organisiert. Diese orientieren sich an den international geltenden Rassestandards der FCI (Fédération Cynologique Internationale). Und die Grundsätze, die sich die Rassezuchtverbände geben, sollen für Sicherheit bei den Käufern sorgen.
Aber auch sogenannte Hobbyzüchter, die ihre Hündin einmal werfen lassen möchten, um die Freude an den Hundebabys zu haben, können eine gute Adresse sein. Hier ist allerdings Wachsamkeit gefragt, denn mancher Hundehändler versucht, sich mit dem harmlosen Begriff Hobbyzüchter zu tarnen. Wichtig ist es darum, hier besonders auf den Umgang mit den Hunden und deren Haltungsbedingungen zu achten.

grundlegende Verhaltensregeln an ihre Welpen weitergibt. Die kleinen Wonneproppen profitieren so von der guten Erziehung der Mutter. Als neuer Besitzer hat man es dann viel leichter, dem Kleinen die häuslichen Spielregeln zu vermitteln. Er hatte eben eine gute Kinderstube ...

Moderne Züchter bieten heute nicht selten auf das Katzenklo „angelernte" Hunde an.

Stubenreinheit des Welpen

Tipp

Das wichtige „Anlernen" auf das Benutzen des Katzenklos sollte möglichst schon beim Züchter erfolgen. Das erspart dem neuen Besitzer zu Hause viel Mühe bei der Erziehung.

Gleich wenn man sich mit dem Züchter zur Besichtigung verabredet, sollte man auf diesen Punkt zu sprechen kommen, denn hat er die Erziehung dahingehend noch nicht begonnen, bleibt dafür noch genügend Zeit. Dieser Service kann beim Kauf vereinbart werden.

Im Tierheim

Die meisten Tierheime haben stets eine „große Auswahl" an Hunden. „Groß" in jeder Beziehung, denn häufig findet man hier eher größere Vierbeiner, selten die ganz kleinen.

Ist aber doch mal solch ein Mini im Tierheim gelandet, ist er, wenn Mensch und Hund sich mögen, eine gute Wahl. Wie schön, wenn nicht nur der Mensch sich über einen neuen Gefährten freuen kann, sondern ein einsames Hundewesen auf diese Weise ein neues Zuhause findet!

Übrigens: Dass kleine Hunde im Tierheim rar sind liegt daran, dass sie meist vom Vorbesitzer aus direkt in ein neues Zuhause vermittelt werden können. Diese Tatsache sollte ältere Tierbesitzer doch beruhigen: Sagt sie doch aus, dass auch der eigene kleine Freund schnell ein Heim finden würde, wenn er seine Lieben überleben sollte.

Kontakte und Anzeigen

Häufig sind es persönliche Empfehlungen, über die man in Kontakt mit vertrauenswürdigen Züchtern oder Privatpersonen kommt, die einen

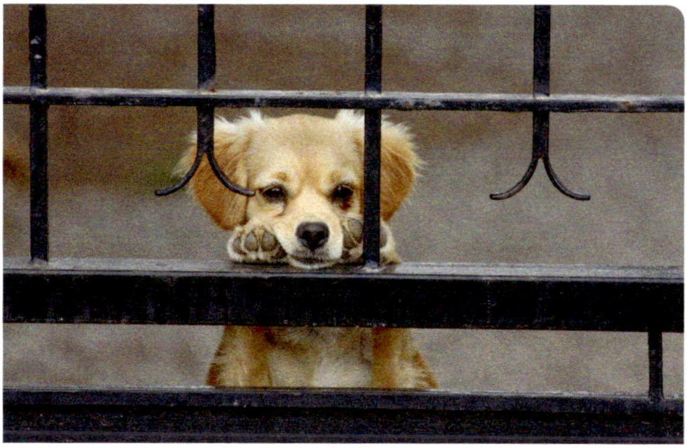

Dieser kleine Mischling bleibt sicher nicht lang im Tierheim.

kleinen Hund abzugeben haben. Vielleicht ist es sogar den Versuch wert, zu einer Hundespielwiese zu gehen und die dortigen Frauchen und Herrchen auf Adressen anzusprechen. Die können dann schon typische Eigenschaften ihrer Hunde beschreiben. Das hilft bei der Auswahl.

Tierärzte sind mit Sicherheit ebenfalls eine wichtige Adresse, um nach einem Hund zu fragen. Sie kennen häufig aus der eigenen Arbeit zuverlässige Züchter mit passenden, gesunden Tieren. Oder ein anderer Kunde hat einen geeigneten Vierbeiner abzugeben.

Bekommt ein Tier auf diese Weise ein neues Zuhause, freuen sich der Tierarzt, der Vorbesitzer, der neue Besitzer – und der kleine Hund wahrscheinlich ganz besonders. So ist allen gedient!

Zeitungen oder auch Fachmagazine haben oft eine Rubrik „Tiermarkt“. Züchter annoncieren dort des öfteren, aber auch Hundehalter, die ihren vierbeinigen Freund abgeben müssen. Eine

Möglichkeit, zu einem passenden Tier zu kommen bietet sich hier sehr gut. Allerdings gilt es, die Angaben zu überprüfen und die Herkunftsstelle des Hunde unbedingt selbst in Augenschein zu nehmen – sonst droht die Gefahr, an Hundehändler zu geraten!

Im Internet

Züchter finden Sie unter www.vdh.de

Mit dem Siegeszug des World Wide Web ist es üblich geworden, über das Internet nach dem richtigen Hund zu suchen. Auch dabei gilt es, genau hinzuschauen und wichtige Details zu beachten! Man gebe Rasse und Wohnort ein, denn sonst hat man plötzlich das Bild von einem ganz besonders süßen Hund vor sich – aber der lebt am anderen Ende der Republik. Bei solch weiten Entfernungen sind dann die so notwendige Beurteilung des Züchters, der Elterntiere und der Lebensumstände der Welpen nicht problemlos möglich.

Mehrere Besuche würden – wenn überhaupt möglich – beschwerlich, aufwändig und teuer. Die Besuche wegen des Aufwandes zu unterlassen, ist keine gute Alternative. Man weiß dann einfach zu wenig von seinem neuen Freund. Ein Pluspunkt des Internets ist allerdings, dass man die Züchteradressen, Ort und Rassen leicht ausfindig machen kann – wohlgemerkt die in der Umgebung.

Hundehändler?
Das kommt gar nicht in Frage!

Besonders im Internet muss man sehr, sehr aufpassen, nicht Hundehändlern in die Hände zu fallen. Diese Händler sind nicht passionierte Züchter, denen das Wohl der Tiere, deren artgerechte Aufzucht und Sozialisation am Herzen liegt. Sie sind einzig und allein am schnellen Geld interessiert!

Die Hundebabys werden oft viel zu früh von der Mutter getrennt, in Käfige gepfercht, über Hunderte von Kilometern und Landesgrenzen gekarrt und verkauft. Fürsorge, Prägung, Erziehung und tierärztliche Betreuung? Fehlanzeige! Darum sei noch einmal wiederholt: Kontrolle ist nur vor Ort und durch eigenen Augenschein möglich!

Wichtig: Niemals bei dubiosen Hundehändlern kaufen!

Nun könnte man sagen, man sollte solch armen Kreaturen doch ein gutes Zuhause geben. Falsch gedacht! Denn damit würde man zu einem fatalen Kreislauf beitragen, nämlich die „Produzenten" dazu animieren, noch mehr Hunde solchen Torturen auszusetzen und auf den Markt zu werfen. Besser: Keine Nachfrage – kein Angebot!

Außerdem sind die paar gesparten Euros, die ein Hund bei solch einem Hundehändler „billiger" ist, schnell für die Behandlung der gesundheitlichen Folgen der schlechten Aufzucht beim Tierarzt gelassen. Man spart also nur auf den ersten Blick Geld, am Ende wird einem der vierbeinige Liebling oft im wahrsten Sinne des Wortes teuer …

Wie erkennt man einen Hundehändler? Am einfachsten daran, dass er sich weigert, das Muttertier und die übrigen Welpen zu zeigen. Man trifft sich an Orten entfernt von der Zuchtstätte, mehrfache Besuche werden abgelehnt. Hat der Hundehändler einen Stall oder Zwinger, wird meistens der Zutritt verwehrt.

Manchmal werden auch einfach irgendwelche Hündinnen als Mütter präsentiert, die aber gar keinen Bezug zu den Welpen haben. Beim nächsten Besuch – so er zugelassen wird – gibt es die Hündin dann gar nicht mehr. Oder es wird behauptet, sie sei gerade verkauft ... Wer soll das glauben?

Man wird genötigt, den Welpen „einfach so von Hand zu Hand“ zu kaufen, wie irgendeine Handelsware – ohne jegliche schriftliche Vereinbarung oder die freundliche Aufforderung, den Kontakt zu halten. Das Drängen zum sofortigen Kauf mit dem Satz, morgen sei er sonst an andere Interessenten verkauft, gehört zu den Standardtricks solch dubioser Figuren.

Fazit: Finger weg – schon im eigenen, aber auch im Interesse des Tierschutzes!

Der Tag der Entscheidung

Die Entscheidung für einen Hund ist eine Entscheidung für die nächsten (gemeinsamen) Lebensjahre. Das ist sehr aufregend und macht Spaß!

Ob man einen erwachsenen Hund oder einen Welpen vom Züchter kauft, irgendwann kommt der große Tag: Ein Hund soll ausgewählt werden! Ein wichtiger Schritt, bei dem es einiges zu beachten gibt.

Worauf achten bei einem erwachsenen Hund?

Ist die Wahl auf einen erwachsenen Hund gefallen, besucht man am besten die Vorbesitzer und beobachtet seinen neuen Freund bei einem Spaziergang und in der heimischen Umgebung. Dort sollte er nicht erst nach einer halben Stunde leise knurrend mit eingekniffenem Schwanz unter dem Sofa hervorlugen oder fortwährend leise vor sich hin bellen.

Eigenschaften, die ein erwachsener Hund besitzen sollte: vertrauensvoll, souverän, freundlich zu Menschen und Hunden.

Nein! Er sollte vertrauensvoll, wenn auch vielleicht noch schüchtern auf den Besuch zukommen. Am besten ist es, wenn er gleich freudig Kontakt sucht und am liebsten auf den Arm will.

Spezielle Eigenheiten des Kleinen sollten erfragt und auf die Gegebenheiten des späteren gemeinsamen Lebens hin beurteilt werden. Kann der Hund zum Beispiel gar nicht allein zu Hause sein, man ist aber öfter mal aus dem Haus, so muss man gut überlegen, ob man wirklich zusammenpasst.

Auch Unverträglichkeit mit anderen Hunden hindert später am entspannten gemeinsamen Spaziergang mit anderen Hundehaltern. Gemeinsame Pläuschchen wären unmöglich, mindestens aber anstrengend. Das wäre schade!

Worauf achten bei einem Welpen vom Züchter?

Liebe auf den ersten Blick? Das gibt es auch zwischen Hund und Mensch! Aber …

Fragen, die Bedeutung haben bei der Hundeauswahl: Wie sind die Eltern im Verhalten? Wie ist ihr Temperament? Sind sie gesund? Wie sind sie erzogen, kennen sie schon das Katzenklo? Und, und, und …

„Sind die nicht süüüß?“ Ja, für Welpen gilt das ganz bestimmt! Hundebabys sind einfach zum Knuddeln – alle! Sie sind zu putzig mit ihren Knopfaugen. Dem herzigen Eindruck kann sich wohl niemand entziehen!

Trotz aller Freude über die niedlichen „Wonneproppen“ ist jetzt ein kühler Kopf gefragt. Es soll ja das passende und nicht irgendein Tier gefunden werden, und sei es auch noch so niedlich.

So ist es durchaus möglich, dass nicht gleich beim ersten besichtigten Wurf der „Traumhund“ dabei ist. Dann ist es besser, einen zweiten Termin zu vereinbaren oder einen anderen Züchter aufzusuchen, als hastig und unüberlegt zu entscheiden.

Bei der Auswahl des Gefährten für die nächsten Lebensjahre ist ein kühler Kopf gefragt.

Nehmen oder nicht nehmen? Dieser Frage muss man sich unweigerlich irgendwann stellen. Ein verantwortungsvoller Züchter wird bei der Auswahl des richtigen Welpen beraten und helfen. Er ist nämlich selbst daran interessiert, seinen Welpen nur in ein passendes Heim zu geben.

Für die eigene Entscheidung gibt es, als grobe Anhaltspunkte, einige Details zu beachten. Denn auch junge Hunde können, ganz nebenbei, einiges „von sich erzählen“.

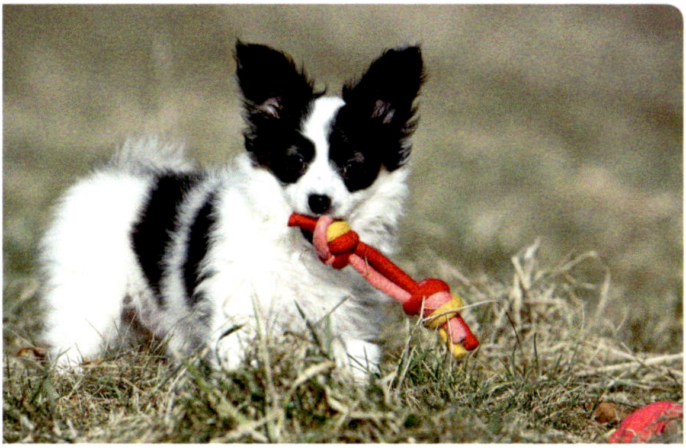

Nehmen! Locker, vergnügt und zutraulich spielt der Papillonwelpe mit seinem Seil.

Kategorie „Nehmen"

Die Beurteilung von Welpen beginnt nicht bei diesen selbst, sondern bei der Mutter. Warum? Sie gibt ihren „Kindern" die Erziehung und das Sozialverhalten mit. So bringt eine ängstliche oder aggressive Mutter häufig auch ebensolche Welpen hervor. Dabei darf man allerdings nicht Aggression mit ihrem Schutzinstinkt für die Kleinen verwechseln.

Eine zufriedene, in sich ruhende, selbstsichere Mutter gibt ihren Welpen ihr **Grundvertrauen in den Menschen** weiter. Die Hündin sollte also zufrieden, gelassen und stolz ihren Nachwuchs vorführen.

Die Kleinen sollten **locker** und **fröhlich** angelaufen kommen. Sie sollten den Kontakt zum Menschen sofort suchen, das Anfassen nicht nur dulden, sondern sichtlich genießen!

Ein für „unsere Zwecke" geeigneter Hund kommt locker schwanzwedelnd auf die Menschen zu, tollt herum und will am liebsten sofort

Kategorie „Nehmen": Welpen, die den Kontakt zum Menschen suchen und wedeln, was das Zeug hält.

lecken. Der ganze Körper wackelt und wedelt von der Nasenspitze bis zum Schwanzende! Das sind die Hunde der Kategorie „Nehmen“.

Kategorie „Besser nicht“

Die lauten „Angsthasen“ werden mit Bürste auf dem Rücken und eingeklemmter Rute auf den Besuch „zukläffen“. Ihre Ängstlichkeit äußert sich in einer Art „Vorwärtsverteidigung“.

Der ruhige, ängstliche Welpe wird in seiner Ecke hocken bleiben und sich nicht herantrauen an die Fremden. Auch hier zeigt sich die Mutter oft ähnlich.

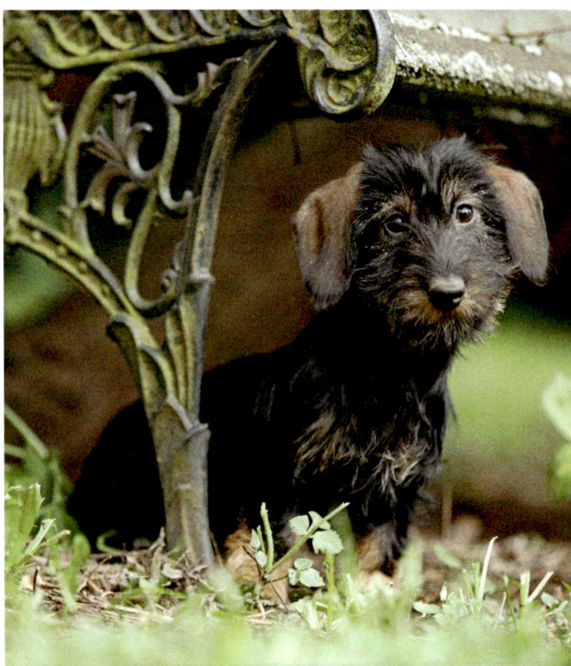

Ich traue mich nicht …

Wo ist das Problem? wird sich mancher fragen. Ein so kleines Tierchen kann doch nicht gefährlich werden. Das stimmt. Aber ...

Ein ängstliches Tier wird immer eher mal kläffen – oder auch mal kneifen. Ängstlichkeit führt häufig zu „schnellen Zähnen". Die ängstlichen unter den Hunden können oft schlechter allein sein, sie sind abhängiger von ihrem Rudel. Ihr Rudel aber sind nun mal wir Menschen. Ausgehen ohne Hund könnte dann bedeuten, dass dieser seinen Menschen ausdauernd hinterherkläfft. Damit macht er sich die Nachbarn nicht gerade zu Freunden ...

Und: Schnappt ein Hund gelegentlich zu, könnte es unglücklicherweise einmal das Enkelkind oder einen Fremden erwischen. Da endet dann meist der Humor der Betroffenen, und das zu Recht ...

Kategorie „Besser nicht": Laute oder leise Angsthasen mit Bürste und eingeklemmter Rute.

Der erste Weg führt zum Tierarzt des Vertrauens

Der erste Weg mit dem neuen Hund sollte zum Tierarzt des Vertrauens führen, um den künftigen vierbeinigen Lebensgefährten gründlich untersuchen zu lassen. Man sollte dieses sofort(!) tun, bevor man eine zu enge Beziehung zu ihm aufgebaut hat – für den Fall, dass der Experte nahelegt, ihn besser nicht zu behalten. Deshalb fährt man am besten direkt vom Züchter zum eigenen Haustierarzt.

Bei der Untersuchung wird dieser vielleicht den einen oder anderen kleinen „Mangel" ent-

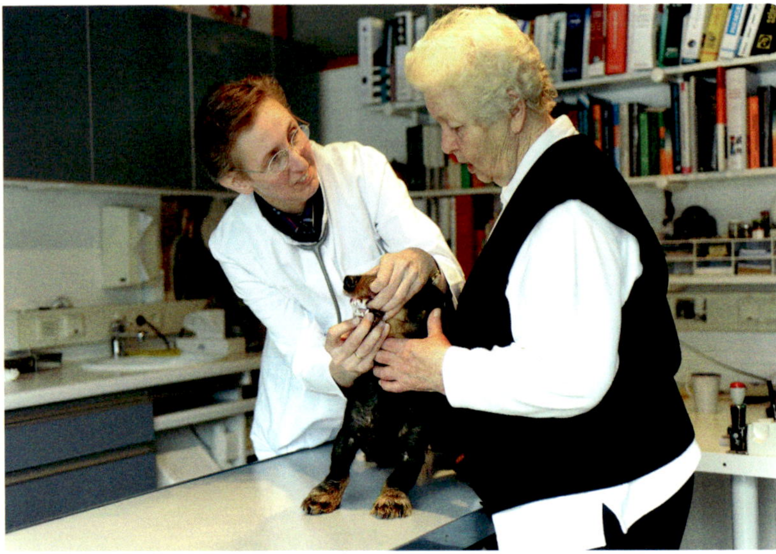

Der Check beim Tierarzt ist unerlässlich und hält Ihren Liebling gesund.

decken. Und er wird einschätzen, welche Bedeutung dieser im weiteren Leben des Vierbeiners – und seines Menschen – erlangen kann.

Viele der Kleinigkeiten, die bei Hunden als „fehlerhaft“ gelten, haben nur für die Zucht oder für Ausstellungen Relevanz, nicht aber für einen kleinen Alltagsfreund. Farbabweichungen vom Rassestandard, nicht korrekte Ohrstellung, ein Knick in der Rute, ein kleiner Überbiss oder ähnliches sind Beispiele dafür.

Sind die Beeinträchtigungen aber gravierend und mit unübersehbaren Folgekosten verbunden, etwa wegen ständig notwendiger Therapien, sollte man sich lieber sofort wieder trennen. Zugegeben: Das ist nicht einfach! Aber hier

Vernunft muss siegen!

Lieber ein Ende mit Schrecken als ein Schrecken ohne Ende! Auch wenn es schwerfällt, gilt: Bei gravierenden, kostenträchtigen, chronischen gesundheitlichen Beeinträchtigungen des Hundes sollte man ihn umgehend zurückgeben.

sollte man gemäß des alten Spruches „Lieber ein Ende mit Schrecken als ein Schrecken ohne Ende“ im eigenen Interesse handeln.

Auf keinen Fall sollte man sich einen „Pflegefall“ zulegen. Der verursacht Sorgen, Lauferei und Kosten. Und all das passt nicht in das Leben von Menschen, die mit der eigenen Gesundheit genug zu tun haben und eine Erhöhung der Lebensqualität anstreben. Außerdem: Wer übernimmt einen solchen Pflegefall, wenn man es selbst nicht mehr kann?

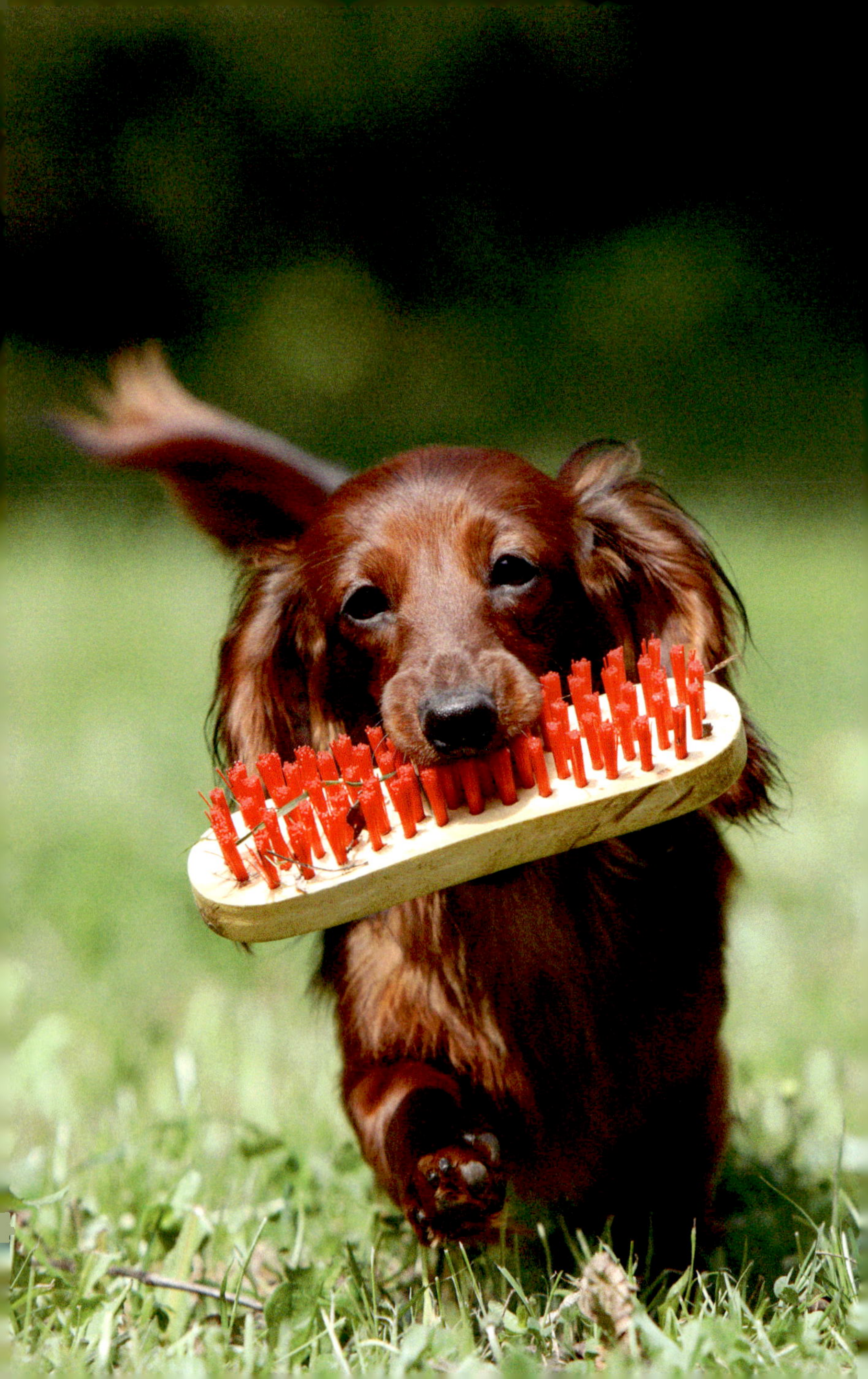

Der gemeinsame Alltag

Das Katzenklo: die eigene „Hundetoilette" im Haus

Ein Katzenklo in einem Hundehaushalt? Das werden sich viele wahrscheinlich gar nicht vorstellen können – oder wollen! Katzenklo für die Katze, das kennt man – aber warum eine Katzentoilette für den Hund?

Ganz einfach: Hier geht es um die besonderen Bedingungen, die an das Älterwerden von Menschen geknüpft sind – und folgerichtig auch an den Alltag mit einem Hund in dieser Lebensphase. Und wie für ältere gilt auch für nicht ganz gesunde Menschen und in dieser Frage ebenfalls für Singles mit vierbeinigem Anhang: Die Gemeinschaft soll für alle so angenehm und stressfrei wie möglich gestaltet sein!

Bedenkt man unangenehme Eventualitäten im Voraus, kann einen so leicht nichts aus der Fassung bringen. Hier geht es nicht darum, sich um den Spaziergang zu drücken, sondern das Problem zu lösen, wenn man den geliebten Spaziergang mal einfach nicht unternehmen kann!

Und diese Situation kann aus den verschiedensten Gründen leicht einmal vorkommen: Man ist heute schlecht zu Fuß, eingeladen oder krank. Aber der Hund „muss müssen können", auch wenn man selbst mal nicht, oder nicht so schnell, mit ihm hinausgehen kann. Das Kat-

„Ich helf mit und bring schon mal die Bürste."

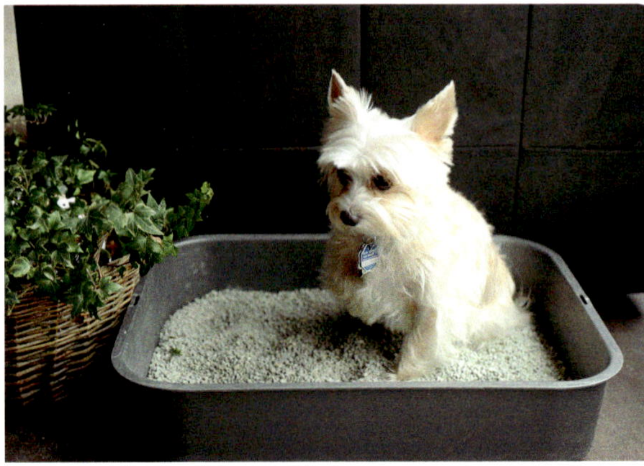

Eine Toilette für den Hund ist zwar etwas gewöhnungsbedürftig, aber im Notfall äußerst praktisch.

zenklo ist die ideale (Not-)Lösung! Oder der vierbeinige Freund hat nicht Zeit genug, auf Herrchen oder Frauchen zu warten, zum Beispiel bei Durchfall.

Für einen älteren Mensch ist es oft unheimlich, auch bei Nacht und Nebel Gassi zu gehen. Die regelmäßigen „Nachttouren" könnten zudem üble Mitbürger auf krumme Gedanken bringen ...

Ist das Wartezimmer beim Arzt wieder einmal brechend voll und es dauert viel länger als erwartet, muss man sich keine Gedanken machen, dass der Vierbeiner zuhause „in die Hose" machen muss. Das entspannt – alle Beteiligten! Und noch ein Aspekt: Bei Blitzeis und Orkan sollten Oma und Opa wohl auch besser im Haus bleiben, statt durch die Gegend zu rutschen!

Plädoyer für das Katzenklo: Der Hund muss müssen können – in jeder Lebenslage.

Wie Hunde die Welt sehen

Ein wichtiger Schlüssel für das harmonische Zusammenleben von Mensch und Hund ist es, dass wir Menschen uns für die „Sprache" und „Denkweise" des Vierbeiners interessieren. Wir können sicher sein, dass das Tier sich für unsere Sprache ganz bestimmt begeistert – weil es gern mit uns ein harmonisches „Rudel" aufbauen will. Manche Botschaften drücken wir aber ganz anders aus als unsere vierbeinigen Partner. Da gilt es, Missverständnisse zu vermeiden.

Die Denkweise des Hundes

Beim Umgang mit unserem Hund müssen wir uns darüber im Klaren sein, dass er in seinem tiefsten Inneren immer noch „denkt" wie ein Rudeltier in der freien Natur. Diese Lebensbedingungen prägen nach wie vor seine Sicht auf die Welt. Welches Verhalten würde draußen sein Überleben garantieren beziehungsweise welches wäre im Interesse des Rudels?

Die Regeln für das Leben in einem Rudel sind es, die uns den Hund zu einem so treuen Freund machen. Für ihn ist das Rudel – also die Sicherheit, die aus dem Gruppenzusammenleben resultiert – das allerwichtigste in seinem Leben.

Seine individuellen Bedürfnisse ordnet er der Gemeinschaft unter, sonst würde so mancher Hund, der schlecht behandelt wird, einfach seinem Besitzer davonlaufen. Er tut es nicht, egal, wie sein „Rudel" ihn behandelt.

Die Regeln für das Leben in einem Rudel sind es, die den Hund zu einem so treuen Freund machen.

Diese absolute Treue muss uns Menschen Verpflichtung sein, diese für uns so angenehme Eigenschaft der Hunde nicht zu missbrauchen! Unsere vierbeinigen Freunde verdienen unseren Respekt, wie wir von ihnen Respekt erwarten im „Rudel".

Auch wir Menschen verfügen noch über Verhaltensmuster, die aus grauer Vorzeit stammen, eigentlich nicht mehr gebraucht werden, aber unser Handeln tief beeinflussen. Betrachten wir die Situation also nicht nur mit Menschenaugen, sondern mit den Augen eines Hundes und mit dem Wissen um die Verhaltensmuster von Hunden.

Fremdsprache „Hündisch": Wie Vierbeiner kommunizieren

Die Sprache der Hunde ist wunderbar! Sie besteht nicht nur aus Bellen, Knurren und Jaulen! Vielmehr sind dieses sind nur die ganz, ganz deutlichen, groben Ausdrucksformen – aber die, die wir Menschen wohl noch am ehesten verstehen können.

Man stelle sich aber mal ein Hunderudel vor, das nur diese Kommunikationsmittel kennen würde. Das wäre ein Riesenradau und bestimmt selbst den Tieren auf Dauer zu laut … Feinde in der Umgebung würden gar nicht mehr wahrgenommen werden können, und das würde höchste Gefahr für das Rudel bedeuten.

Die Sprache der Hunde ist vielfältiger, als die meisten Menschen ahnen. Sie kennt unendlich

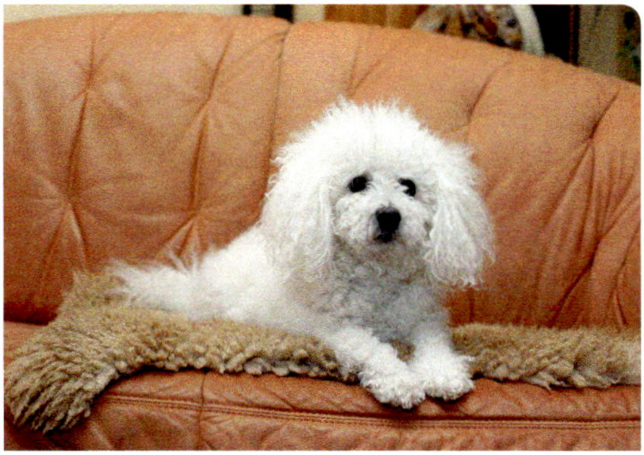

So ein Sofa ist superbequem und wenn der Hund freiwillig herunterspringt, auch als Ruheplatz erlaubt.

viele Gesten, Bewegungen, eine superfeine Mimik, Blicke, Haltungen ...

Allein für die **Mimik** können unsere vierbeinigen Freunde Gesichtsmuskeln bewegen, die bei uns Menschen längst nicht mehr funktionieren, weil wir die Mimik weitgehend durch das Wort ersetzt haben. Das Spiel der Ohren sei ein Beispiel: Hunde können ihre Ohren spitzen oder hängen lassen – das klappt bei uns Menschen wohl kaum, oder?

Vielleicht ist manchem schon einmal aufgefallen, dass der Hund beim Tierarzt mit weit offenem Maul und mit hochgezogenen Lefzen gähnt. Er ist dann nicht etwa plötzlich ganz müde geworden. Diese Geste soll dem Tierarzt vielmehr in freundlicher, aber deutlicher Weise klar machen: „Wenn Du mich ärgerst, könnte ich mit diesen großen Zähnen beißen. Ich will das nicht, aber ich meine ja bloß ... Lass uns friedlich bleiben."

Hunde können ihre Ohren spitzen oder hängen lassen – das klappt bei uns Menschen eher nicht ...

Das ist keine grobe Drohung wie das Knurren, es ist eine sehr feine, **höfliche Geste der Deeska-**

Aus der Praxis: Schwanzwedeln ist nicht gleich Schwanzwedeln

Eine von unzählig vielen Ausdrucksformen der Hunde ist das Schwanzwedeln. Und auch hier, wie bei anderen Kommunikationssignalen, kommt es auf die Feinheiten an. Ein breites, ausladendes Wedeln, das von der Schwanzspitze bis zur Nase durch den ganzen Körper schwingt, ist lustig und fröhlich. Man hat den Eindruck, der ganze Körper wedelt mit! Kopf und Schwanz sind locker und „wedeln" in alle Richtungen. Wenn Hunde sich dagegen mit hoch erhobenem Kopf, angestrengten Gesichtern, in deren Augen das Weiße aufblitzt, umeinanderbewegen, ist Vorsicht gefragt – auch wenn die (hoch erhobene) Rute wedelt. Die Körper wirken dabei in der Regel wie aus Holz, die Rute geht kurz und steif hin und her. Das ist eine Drohgebärde!

lation. Denn der Vierbeiner hat nicht die Absicht zu beißen, er zeigt lediglich mal die möglichen „Waffen" …

Oder: Ist **Schwanzwedeln** gleich Schwanzwedeln? Ist Schwanzwedeln immer Fröhlichkeit? „Die beiden sind doch schwanzwedelnd umeinander gelaufen – und plötzlich haben sie sich gebissen! Das kann ich gar nicht verstehen!" Dieser häufige Ausspruch dokumentiert mangelnde Kenntnisse der Feinheiten in der Sprache „Hündisch".

Das bloße Hin- und Herbewegen der Rute signalisiert nicht immer Fröhlichkeit, es kann auch eine Warnung und Ausdruck von Anspannung sein. Gestik, Mimik und Bewegungsformen des Körpers verbinden sich zum „Sprachschatz" der Hunde.

Es macht also unbedingt Sinn, sich mit der Sprache der Hunde vertraut zu machen. Neben guter Beboachtung kann dabei auch fachkundige Literatur hilfreich sein. Plötzlich erkennt man Botschaften des kleinen Freundes! Die Kommunikation wird viel abwechslungsreicher! Und endlich versteht man, was der einem schon immer sagen wollte ...

Viele **Missverständnisse** können so vermieden werden. Man kann Signale eher erkennen, zum Beispiel, wenn sich abzeichnet, das der Vierbeiner Chef werden will. Man würde ihn dann mit noch friedlicher Geste frühzeitig wieder in seine Schranken weisen können. Gestatten wir ihm dagegen erst einmal Gesten der „Macht" (weil wir Sie selbst vielleicht gar nicht richtig als solche deuten können), wird er später kaum verstehen, warum dann plötzlich seine Position wieder in Frage gestellt wird. Das will er dann verhindern und greift vielleicht sogar zum äußersten – er beißt!

Dann sind wir verärgert – aber der Hund auch! Denn er „denkt": „Ich habe meinen zweibeinigen Partner doch gewarnt, er wollte ja nicht hören. Da musste ich deutlich werden und beißen!"

Da ist es doch besser, wir machen uns früh genug mit der „Fremdsprache Hündisch" vertraut und verstehen die Kommunikationssignale unserer Lebenspartner auf vier Pfoten richtig. Das macht das Leben stressfreier und sogar ungefährlicher für beide Seiten!

Hunde lernen übrigens in gewissem Umfang auch die „Menschensprache", denn sie sind ja unbedingt an der Gemeinschaft mit uns interes-

Von Menschen und Hunden

In einem Punkt unterscheiden sich die Kommunikationsstrukturen von Menschen und Hunden gar nicht so sehr: Weil wir viele ihrer kleinen Gesten nicht bemerken, werden sie eben etwas lauter und bellen. Sie halten es also ähnlich wie wir, wenn wir einem Ausländer etwas erklären wollen. Wir werden meistens lauter, aber selten deutlicher...

siert. Sie verstehen also so manches, was wir sehr „unhündisch“ ausdrücken. Sie sind eben ganz schön nachsichtig mit uns ...

Führen oder geführt werden

Als Rudeltiere betrachten Hunde ihre Menschen und sich selbst als ein Rudel. Und in diesem bedeutet ihnen unsere geliebte Gleichberechtigung nichts, Rangfolge dagegen alles! Das heißt, für den Hund gibt es nur die Fragen: Wo stehe ich in diesem Rudel, an welcher Stelle der Rangfolge? Kann ich höher kommen?

Einfach gesagt: Führen, oder geführt werden, das ist eine Kernfrage im Zusammenleben von Mensch und Hund.

Rudeltier Hund: Gleichberechtigung bedeutet ihm nichts, Rangfolge dagegen alles!

Und da gibt es selbstredend nur eine Antwort: Wir Menschen müssen führen! Wir müssen unserem Begleiter auf vier Pfoten klar machen, dass er heiß geliebt wird, aber in der Rangfolge nach den Menschen kommt!

Wir lassen zu, was er aus unserer Sicht tun darf und wir lassen nicht zu, was er nicht darf –

und zwar unmissverständlich und konsequent, das heißt in jeder Lebenslage! „Hund, nicht lungern, Du kriegst kein Leckerli! ... Welche Sorte möchtest Du denn?“ Diese Erziehungstechnik ist nicht zu empfehlen!

Die wichtigste Richtschnur unseres Handelns ist **Verständlichkeit** (für den Hund!) gepaart mit **Konsequenz**, Konsequenz und nochmals Konsequenz! So geben wir dem Tier das Gefühl: „Diesem Menschen als Rudelführer kann man folgen. Er vermittelt Sicherheit, ihm kann man sich getrost anvertrauen.“

Hat der Hund dieses Gefühl nicht, wird er folgern: „Hier muss ich wohl die Führung übernehmen, mein Mensch fühlt sich der Aufgabe nicht gewachsen.“ Für Menschen klingt dieser Schluss vielleicht merkwürdig, für den Hund ist er aus seinem Rudeldenken heraus nur logisch. Das mit der Konsequenz haben die meisten von uns doch schon mal gehört ...? Genau! Es ist nicht anders als beim Umgang mit unseren Menschenkindern.

Zurück zum Hund. Wenn er seine Position gefunden und akzeptiert hat, sind kleine Ausnahmen von der Regel meist kein Problem mehr. Dann kann man mal Fünfe gerade sein lassen und über einen kleinen Fauxpas hinwegsehen. Eine Hündin akzeptiert ihre Position im Übrigen leichter als ein Rüde. Rüden probieren häufig lebenslang, die Rangfolge zu ihren Gunsten neu zu gestalten.

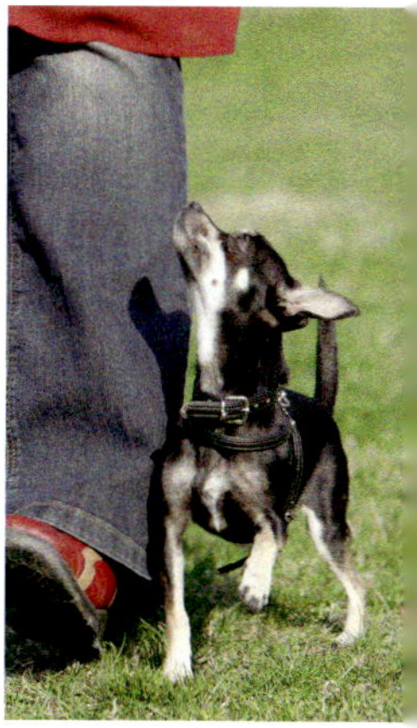

Auch Chihuahuas sind bei konsequenter Erziehung aufmerksam und folgsam.

Das ABC der Hundeerziehung

Ohne Erziehung geht es nicht! Die Ziele dieser Erziehung aber hängen im Wesentlichen von den Lebensbedingungen von Mensch und Hund ab. Es gibt allerdings einige wenige Grundregeln: Gehorsam muss sein – und eine klare Rangordnung!

Die Ziele der Erziehung

Die Ziele der Hundeerziehung sollten darauf ausgerichtet sein, dass alle Menschen sich an dem vierbeinigen Gesellen erfreuen können und eben nicht nur sein Besitzer allein.
Einige der Aspekte sind dabei für die Herrchen und Frauchen persönlich wichtig, andere für die Menschen in ihrer Umgebung. Wie auch immer – Ziel der Erziehung ist es, einen Hund zu formen, der überall gern gesehen ist.

Die Ziele der Erziehung ergeben sich vor allem aus den Lebensumständen des Mensch-Hund-Rudels.

Die Hauptziele der Erziehung ergeben sich zudem aus den Lebensumständen des „Kleinrudels“ Mensch und Hund. Relevante Faktoren sind dabei unter anderem die Fitness des Besitzers, die Nachbarschaft, die Wohnverhältnisse ... Lautes Bellen zum Beispiel ist bei einem Stadthund in der Etagenwohnung sehr störend für die Nachbarn, auf dem Lande wäre es in Ordnung.

Aber Lebensumstände hin oder her: Der vierbeinige Freund soll auf jeden Fall sicher hören, wenn man ihn zu sich ruft – besonders, wenn man ihn als Besitzer nicht mehr so leicht dort abholen kann, wohin er gerade weggelaufen ist!

Immer wieder trifft man „Eigentlichhunde" (und ihre Menschen): „Eigentlich ist er ganz lieb, aber ... Dies mag er nicht und das mag er nicht, und dann folgt er nicht ..." Für einen kleinen Hund, wie wir ihn haben, sind die Folgen meist nicht so dramatisch wie bei den Großen. Aber freches Verhalten darf auch bei den Kleinen nicht ignoriert werden!

Darum gilt: Wir sollten die Folgsamkeit des Hundes immer in den Ausnahmesituationen beurteilen und nicht den Zustand zum Maßstab machen, in dem alles „nach seinem Gusto" läuft.

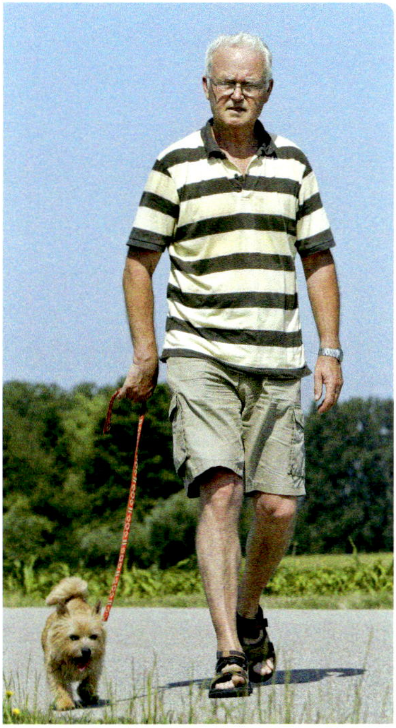

Auch kleine Hunde müssen hören

Ziel der Erziehung ist ein Hund, der überall gern gesehen ist. Darum gilt: Auch ein kleiner Vierbeiner muss gut erzogen sein! Sonst kann auch ein solcher „Mini" sein Rudel schnell in Verruf bringen – oder sogar in Gefahr!

Ein gut erzogener Hund ist überall gern gesehen.

Aus der Praxis: Wenn die Kommandos immer lauter werden

Manchmal beobachtet man sich selbst dabei, wie die Kommandos für den Begleiter auf vier Pfoten immer lauter werden. Man hat den Eindruck: „Wenn ich nicht schreie, gehorcht er gar nicht!“
Nun ist es Zeit, sich Gedanken zu machen, ob man die Rangfolge – erst Mensch, dann Hund – unmissverständlich vermittelt hat. Es sind die Hunde, die sich in der Rangfolge höher wähnen, die nur auf Brüllen oder wiederholte Anweisungen reagieren!
Es kommt dann darauf an, die Rudelordnung wiederherzustellen – dann führen auch die „leisen Töne“ wie etwa kleine Gesten zum Ziel. Dieses Ziel ist nicht die Unterwerfung, sondern die Einordnung des Hundes im „Rudel“ unter den Menschen.
Ziel ist gegenseitiger Respekt von Mensch und Tier.
Der Vierbeiner soll sich durch unsere sichere Führung leiten lassen und ein zufriedenes Rudelmitglied sein, in der Rangfolge unter uns. Außerdem: Ständig nur angebrüllt werden stumpft ab – nicht nur die Tiere ...

Zu „Eigentlichhunden“ gehört häufig auch der Ausruf: „Das hat er ja noch nie gemacht!“ Man kann sich schon manchmal wundern, wie oft manche Vierbeiner etwas „noch nie“ gemacht haben ...

Es gilt, „Eigentlichsituationen“ gar nicht erst aufkommen zu lassen, denn sie sind Ausdruck dafür, dass der Hund die Führungsposition seines Menschen nicht richtig anerkennt. Man kommt dann also nicht darum herum, die Rangfolge wieder neu zu klären.

Ist gutes Benehmen „nur“ Erziehungssache?

Immer wieder hört man die Aussage, dass das Verhalten eines Hundes ausschließlich eine Frage der Erziehung durch den Menschen sei. Das stimmt mit Sicherheit nicht! Vielmehr ist das Verhalten von Hunden von **vielen Faktoren** abhängig wie Rasse, Veranlagung, Temperament, Zucht und Aufzucht – und erst dann kommt auch noch die Erziehung hinzu!

Es ist einfacher, einen selbstsicheren, menschenbezogenen Hund zu erziehen als einen ängstlichen.

Niemand wird ernsthaft behaupten, man könne einen Temperamentsbolzen zum behäbigen Schoßhund und einen Yorkshireterrier zur vierbeinigen „Kampfmaschine“ machen. Warum sollten wir Menschen uns jahrhundertelang mit der Zucht von Hunden auf bestimmte Eigenschaften hin beschäftigt haben, wenn das Verhalten doch nur aus der Erziehung resultiert? Sieht man die Polizei mit einem Königspudel oder einen Schäfer mit einem Jagdhund?

Denn selbstredend ist es einfacher, einen selbstsicheren, menschenbezogenen Hund zu

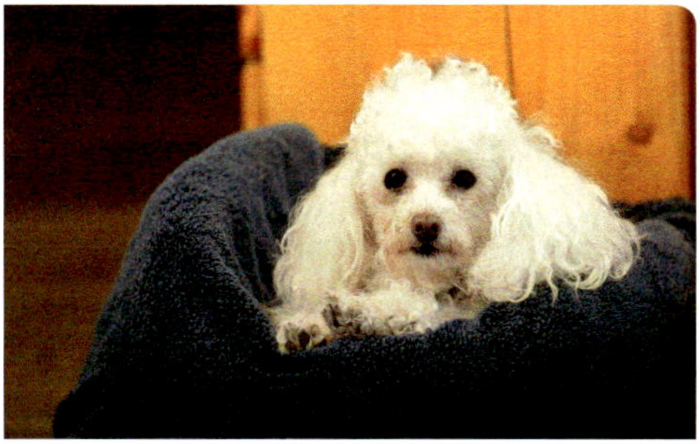

Im Körbchen wartet es sich am besten auf Frauchen.

erziehen. Er muss sich nicht erst mit unserer Hilfe Selbstvertrauen aneignen, er hat es „von Natur aus“ und kann sich schnell auf die gemeinsamen Spielregeln einstellen.

Ein ängstlicher Hund dagegen braucht viel Zeit und Energie, um Vertrauen in seine Menschen zu fassen. Ihn kostet es schon Überwindung, unter der Eckbank hervorzukommen – während sein unbefangener, fröhlicher Kumpel bereits das erste Leckerli verputzt hätte.

An dieser Stelle sei noch einmal daran erinnert, dass Mitleid ein schlechter Ratgeber bei der Auswahl eines vierbeinigen Lebensbegleiters ist. Uns geht es um die Gestaltung von vielen schönen Jahren und nicht um ein „Hundesozialprogramm“.

Zusammen sind wir stark!

Sogar ganz kleine Hunde spielen an der Leine gern mal den „großen Zampano“, wenn Artgenossen den Weg kreuzen, die, würde es wirklich ernst, deutlich zu große Gegner wären. Warum?

Grund ist, dass der Kleine an der Leine ist. Wir sagen, wir haben den Hund an der Leine. Unser Vierbeiner aber „denkt“: „Ich habe Herrchen an der Leine und wir beide zusammen sind stärker als der große Kerl da!“

Dass das zum Malheur führen kann, ist unschwer vorstellbar. Die Sichtweise des Wesens Hund ist eben für uns Menschen manchmal schwierig nachzuvollziehen und wir verstehen uns nicht immer richtig.

Ein harmonisches „Dreieck“ zwischen Mensch, Hund und Trainer ist Voraussetzung für den Erfolg.

In der beschriebenen Situation kann es nützen, sich einfach abzuwenden und in eine andere Richtung zu bewegen. Dem „kleinen Wilden" tun wir damit kund, dass wir an seinem Wichtigtun gar nicht interessiert sind. Sein „Rudel" steht also nicht hinter ihm.

Jede Wette: Er wird die Aktion abbrechen! Denn allein gelassen erkennt er den Gegner wieder in seiner Originalgröße. Da ist geordneter Rückzug angesagt ...

Wir gehen in die Hundeschule

Bemüht man sich um eiserne Konsequenz und kommt trotzdem in bestimmten Dingen mit dem vierbeinigen Freund nicht zurecht, so gibt es bestimmt eine kompetente Hundeschule in der Nachbarschaft, in der man Hilfe und Gleichgesinnte findet. Auf diese Weise sind schon manch nette Freundschaften entstanden – nicht nur unter den vierbeinigen „Schülern".

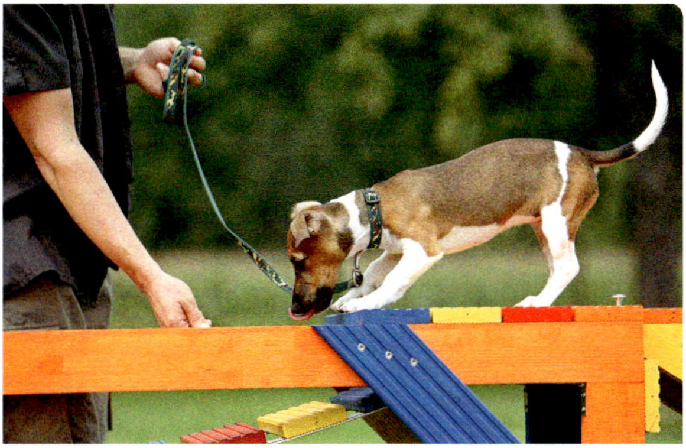

In der Welpenstunde ist manchmal auch etwas Mut gefordert.

Aber welche Hundeschule ist die richtige? Die Antwort lautet: Die mit gutem Konzept geführte, die zu einem selbst und zum Hund passt!

Am besten geht man erst einmal ohne Hund hin und schaut sich ein paar Unterrichtsstunden an. Hat man das Gefühl, hier stimmt die Atmosphäre, kann man mit dem Partner auf vier Pfoten am Unterricht teilnehmen.

Qualität und Erfolg einer Hundeschule hängen eben von einem **guten Konzept** des Trainers ab und von dem Konsens zwischen diesem und dem Hundebesitzer, was **Ziele** und **Methoden** der Erziehung angeht. Und: Es muss ein harmonisches, von Vertrauen geprägtes „Dreieck" entstehen zwischen Mensch, Hund und Trainer. Das verspricht gutes Gelingen und das Lernen macht allen Beteiligten auch noch richtig Spaß!

Davon, den Hund allein „zur Schule zu schicken" und anschließend „ausgebildet" wieder abzuholen, kann man nur abraten; es bedeutet meist verlorenes Geld. Denn man ist als Hundebesitzer immer selbst ein Teil des Gelingens: Wenn man die vom Tier erlernten Fähigkeiten nicht abrufen kann, sind sie nutzlos. Der Hund gehorcht dann wohl dem Trainer, aber nicht Ihnen – und das nützt Ihnen gar nichts. Außerdem geht doch nichts über gemeinsame Erfolgserlebnisse; sie stärken den Teamgeist von Mensch und Hund!

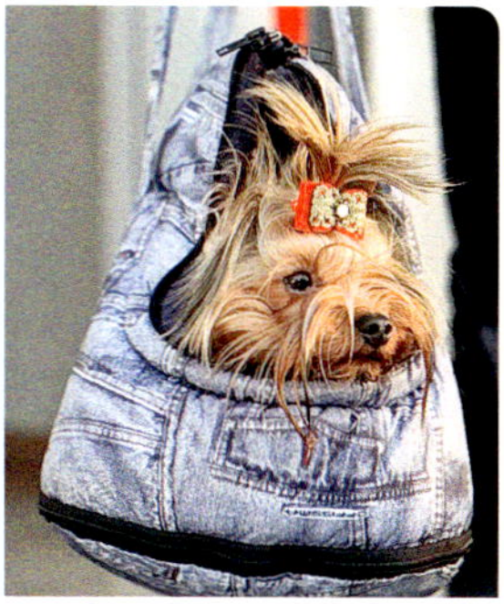

Der kleine Yorkshire Terrier lässt sich in der großen Umhängetasche ganz einfach treppauf und treppab tragen.

Tipp

Das Tragen des Hundes in einer großen Umhängetasche trainiert man am besten erst einmal ebenerdig. Denn wenn der Kleine während des Treppenlaufens unprogrammgemäß „aussteigt", könnte er die Treppe hinunterfallen und sich verletzen – und das wollen wir auf keinen Fall!
Erst wenn die Aufgabe also in verschiedenen Lebenslagen sicher „sitzt", geht es die Treppe hinauf. Zum ersten Üben sollte man vielleicht noch eine durchsichtige, aber ganz verschließbare Tasche bevorzugen, damit der Kleine immer den „Überblick" hat und sich nicht so eingesperrt fühlt.

Wie helfe ich mir selbst? Den Hund heben, Treppenlaufen

Man muss sich nur zu helfen wissen! Wenn man einmal nicht mehr so fit ist, sich nur schwer oder gar nicht bücken kann zum Beispiel, um dem kleinen Freund auf das Sofa oder den Schoß zu helfen, dann hilft ein stabiles, sorgfältig angepasstes **Hundegeschirr**. An diesem „lupft" man ihn einfach hoch.

Die gute Passform ist dabei wichtig, damit der Hund nicht aus dem Geschirr gleiten kann, wenn er doch mal aufgeregt zappelt. Im Fachhandel gibt es für diesen Zweck speziell zugeschnittene, **breitere**, **weiche Geschirre**, die nicht einschneiden.

Auch beim Treppenlaufen ist ein Geschirr hilfreich. Man kann eine Hand fest am Geländer lassen, um selbst sicher auf den Beinen zu bleiben. Mit der anderen Hand kann man den Begleiter auf vier Pfoten beim Laufen unterstützen, ohne ihn auf den Arm nehmen zu müssen.

Eine große **Umhängetasche**, in die man den Hund hineinsetzt, tut ebenfalls gute Dienste. Dann hat man sogar beide Hände für das Geländer frei. Man muss dem Kleinen aber gut beibringen, dass er nicht aus der Tasche hüpfen darf, bevor die Treppe gemeinsam bewältigt ist. Reine Übungssache!

Spielen macht Spaß!

Ein positiver Nebeneffekt des Spiels: Es stärkt den Teamgeist und festigt die Rangordnung.

Es kann sehr langweilig werden, immer „nur" optimal versorgt oder jederzeit bedient zu werden. Wunschlos glücklich zu sein ist herrlich – aber es ist ein sehr kurzes, flüchtiges Glück! Denn nur aus dem Wechsel von gut und schlecht, von einfach und schwierig, von Erfolg und Mißerfolg resultiert doch die Freude am Guten und Einfachen, am Erfolg – oder?

So ähnlich geht es unseren Hunden auch. Sie wollen nicht nur pünktlich gutes Futter zu fressen haben, sondern auch „Futter" für den Geist. Sie möchten **Erfolgserlebnisse** haben, möchten erleben, etwas gut zu machen und dafür gelobt zu werden.

Bedenken Sie: Als Fleischfresser in der Natur müssen die Verwandten unserer Haushunde jeden Tag kreativ und aktiv sein, damit sie ihr

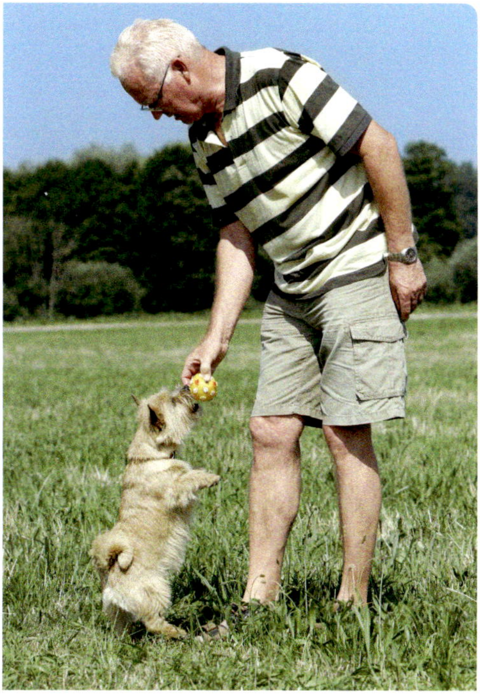

Ballspiele sind der Klassiker unter den Hundespielen.

Ein wohlbehütetes, aber träges Leben ist für Hunde langweilig. Auch sie brauchen geistige Anregungen!

Futter finden. Das bringt „Action“ in ihr Leben und der Jagderfolg ist dann ihre Belohnung.

Deshalb macht es Sinn, dem vierbeinigen Freund Spiele anzubieten, um seinen Geist zu fordern. Ist ihm sein Leben nämlich zu langweilig, denkt er sich selbst Beschäftigungen aus – und die finden wir vielleicht gar nicht so lustig: Tapeten abreißen, Schuhe zerkauen ...

Spiel und Spaß schweißen Hund und Mensch zusammen.

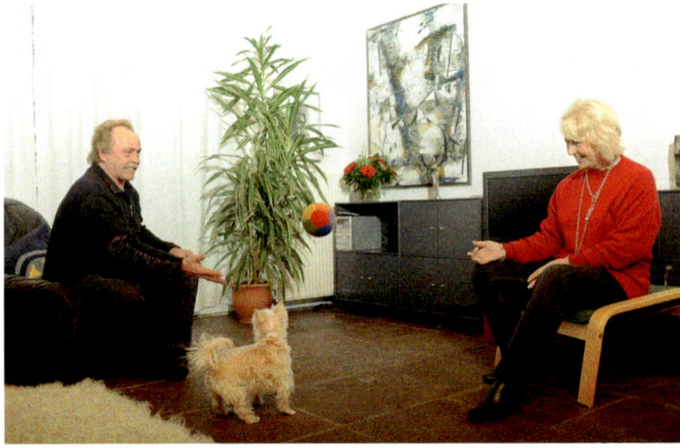

Spiele für den Gassigang

Spiele mit „Nutzcharakter“: Warum den Hund nicht Pantoffeln oder Handy apportieren lassen?

Spielen unterwegs – so zum Beispiel: Draußen beim Spaziergang versteckt man ein Spielzeug und auf ein Kommando hin muss der Hund es suchen und bringen. Klappt alles, verdient das natürlich eine Belohnung! Das Leckerli ist dann sein Teil der „Jagdbeute“.

Das Abgeben des Spielzeugs bei seinem Besitzer bedeutet für den Vierbeiner übrigens gleichzeitig, dass er den Menschen als „Chef“ akzeptiert. So ist ein Nebeneffekt des Spiels die **Festigung der Rangordnung** zwischen Mensch und Tier.

Nützlich ist es auch, dem Tierchen beizubringen, dass es auf Zuruf auf den entgegengestreckten Arm springt. Dann ist der Weg zum Hund, um ihn hoch zu nehmen, für den Menschen erheblich kürzer …

Das **Apportieren** gehört nicht nur draußen zu den Klassikern – das macht auch bei Regen in der

Wohnung Spaß! Warum soll man dem Hund nicht eine wichtige „Hilfsfunktion" im Rudel zuordnen – indem er beispielsweise nicht nur sein Stofftier bringt, sondern bei Bedarf die Fernbedienung?

Ernährung: Trockennahrung, Nassfutter oder selbst kochen?

Über die richtige Ernährung von Hunden gibt es sehr viele Meinungen, einige gleichen schon fast Weltanschauungen! Sie alle aufzulisten, würde zu weit führen, darum sollen hier nur ein paar grundlegende Anregungen und Denkanstöße gegeben werden.

Der „berufstätige" Hund

Jeder Beruf hat sein Berufsrisiko: Im Büro zwickt schon mal der Rücken, im Mühlenbetrieb macht der Staub pustig, im Management liegen

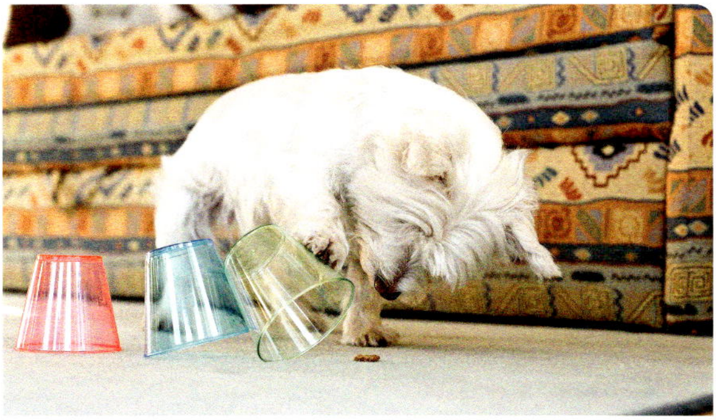

Futtersuchspiele sind ideal, wenn es draußen stürmt und schneit.

die Nerven blank ... Und trotzdem übt mancher genau diese Tätigkeit als seinen Traumjob aus, und führt so ein glückliches und erfülltes Leben.

Für einen kleinen Hund gilt das in gleicher Weise. Sein Beruf ist es, sein Frauchen und Herrchen glücklich zu machen! Sein größtes „Berufsrisiko" besteht wahrscheinlich darin, zu dick gefüttert zu werden. So ist das nun mal – Menschen in wichtigen Positionen geht es auch nicht besser! Immer diese Geschäftsessen ...

All das soll nicht bedeuten, die Überfütterung des vierbeinigen Lebenspartners zu legitimieren. Mit der richtigen Ernährung kann man nämlich Übergewicht auch beim Hund verhindern.

Es lohnt die Mühe, sich mit dem Thema „schlanke Linie" und gesunde Ernährung auch bei unserem Lebenspartner auf vier Pfoten zu befassen. Er ist doch unser Freund, er soll doch so lange wie möglich fit und munter bei uns bleiben!

Die Menge macht's: richtige Ration, richtiges Produkt

Maßgebend bei der Fütterung ist nur die Gesamtmenge pro Tag aus allem – wirklich allem! – was der Hund bekommt. Auf wie viele Mahlzeiten man diese Menge verteilt, liegt ganz bei den (Fr-)Essgewohnheiten des „Rudels".

Für Hunde ist Nass- und Trockenfutter gleich gesund. Beide haben neben der gleichen Qualität aber verschiedene praktische Vor- oder Nachteile.

So riecht Trockenfutter nicht so stark und ist länger haltbar – besonders im Sommer ein Aspekt – und ist leichter zu transportieren: Man trägt ja die natürlichen etwa 80 Prozent Wasseranteil in fleischigem Futter nicht mit nach Hause. Aber Achtung: Der optische Eindruck der Trockenfuttermenge entspricht nicht der Energiemenge des Futters!

Bei Nassfutter sind **Menge** und **Energiegehalt** leichter einschätzbar: Es liegt was drin im Napf, von dem man sich vorstellen kann, dass der Hund satt davon wird – oder eben nicht.

Kaum jemand wiegt bei Trockenfutter die Tagesration mit der Küchenwaage ab – obwohl das unbedingt nötig wäre! Und obwohl wir dann wissen, dass die Portion richtig bemessen ist, erscheint sie uns Menschen trotzdem oft geradezu winzig.

Aus der Praxis: Die kleine Hündin Nimmersatt

Typisches Gespräch mit dem Besitzer eines kleinen vierbeinigen Nimmersatts:

„Was frisst ihre Kleine denn so am Tag?"
„Nur ein einziges, kleines Schälchen Nassfutter, mehr nicht! Ich kann mir überhaupt nicht erklären, wieso sie so dick ist!"
Stille.
„Und welches Trockenfutter?"
„Das von unserem Einkaufsmarkt um die Ecke."
„Aha. Und wie viel davon?"
„Na ja, da steht immer ein volles Näpfchen..."
„Und welche Sorte Leckerli?"
„Ihre Lieblingssorte. Aber nur ganz wenige – ehrlich!"
Damit ist das „kleine, einzige" Schälchen Nassfutter am Tag auf wundersame Weise zu einem recht beachtlichen Menü mit mehreren Gängen geworden...

Auch bei mehreren Hunden müssen Sie darauf achten, dass jeder Hund nur das frisst, was ihm zusteht.

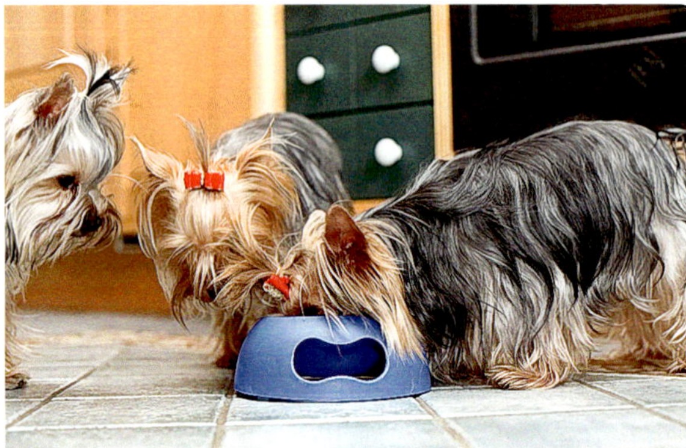

Achtung: Der optische Eindruck der Menge beim Trockenfutter entspricht nicht der realen Energiemenge!

Zu bedenken ist außerdem, dass sich die Mengenempfehlung auf den Paketen oder Dosen in der Regel auf die alleinige(!) Gabe des betreffenden Futters beziehen. Weitere Kalorienquellen wie Dosenfutter oder Leckerlis müssen immer von der Ration abgezogen werden. Hat man einen zarten, schlanken und agilen „Spindelinski", gibt es meist keine Probleme: Solche Hunde fressen häufig nur so viel, wie sie mögen und ihnen gut tut. Ihnen kann man Futter sogar zur freien Verfügung hinstellen.

Anders und schwieriger aber wird es bei den kleinen „Nimmersatts": Ihre **Rationen** muss man **gut einteilen** – sonst schauen sie ständig in ihren Napf und fordern mehr und mehr und mehr …

Zugegeben: Sich durch den „Dosierungsdschungel" in Sachen Hundefutter durchzuarbeiten, ist nicht ganz einfach. Wer unsicher ist, sollte nicht zögern, seinen Tierarzt um Rat und Hilfe zu bitten bei der Rationsgestaltung.

Die richtige Futtermenge

Tipp

Ein wichtiger Hinweis zu den Empfehlungen der Hersteller: Man schließe nie von der Mengenangabe auf der Verpackung auf seinen Hund, sondern immer vom Hund auf das Futter! Die „richtige" Menge, die für jeden Hund gleich passt, gibt es nicht, da die Futterverwertung je nach Rasse, Lebensweise, Futterverwertung, Temperament und Bewegungsdrang individuell stark variiert.

Das beste Nassfutter?

Ein beliebtes Verkaufsargument bei Nassfutter ist der hohe Fleischgehalt eines Futters. Aber warum dieser so besonders wichtig sein soll, bleibt offen. Viel entscheidender ist doch, dass **Energie** und **Verdaulichkeit** stimmen – und vor allem soll es dem Hund schmecken!

Man muss sich zudem fragen: Fressen die wilden Verwandten unserer vierbeinigen Hausgenossen vom Beutetier nur das Filet? Nein, sie schätzen auch die Nährstoffe aus dem Darminhalt, aus den Innereien und vom Fell als Delikatesse! Das klingt für uns nicht so appetitlich – aber das muss es auch nicht, wir sind ja schließlich Menschen und keine Hunde!

Wichtig: Energiegehalt und Verdaulichkeit müssen stimmen – und dem Hund soll es schmecken!

Das beste Trockenfutter?

Ganz pragmatisch betrachtet gilt auch beim Trockenfutter: Das beste Produkt ist das, was ihr Hund gut verträgt, was ihm schmeckt und wobei er gut aussieht. Die viel interessantere Frage ist: Wie dosiere ich richtig? Ein kleiner Tipp:

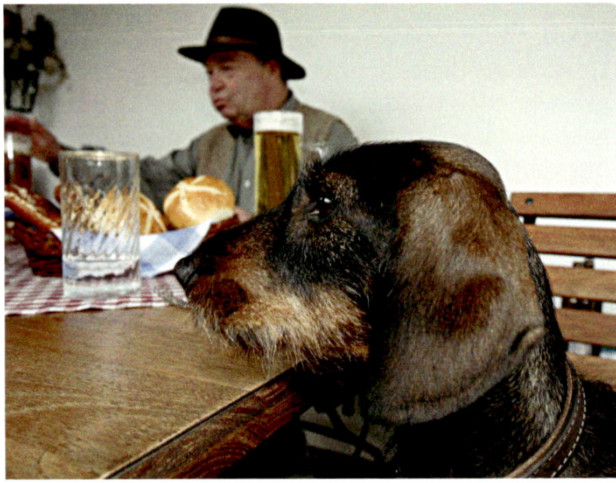

Menschenessen ist kein Hundefutter!

Man wiege die richtige Tagesmenge aus, fülle sie in einen alten Joghurtbecher. Diesen schneide man genau in Höhe der richtigen Füllmenge ab oder markiert ihn anderweitig.

Jeden Morgen füllt man einmal dieses Maß und verteilt diese Menge über den ganzen Tag. Das hilft, nicht zu spendabel zu sein.

Bei der Fütterung des kleinen vierbeinigen Freundes muss man sich oft auch ein bisschen selbst mit überlisten. Denn der Hund geht ja nicht einkaufen – und die Bedienung des Dosenöffners beherrscht er auch nicht ...

Kochen oder Essensreste?

Wenn es einem Hundebesitzer Freude macht, für seinen kleinen Freund etwas zuzubereiten, sei dies jedem unbenommen. Gravierende Vorteile aber hat diese Methode nicht! Denn bei der guten Qualität vieler Fertigfuttermittel

Diät beginnt im Laden

Tipp

Um es sich selbst nicht zu schwer zu machen, sollte man die Diät für den Hund bereits beim Einkauf beginnen.
Man lasse alles, was zu dick macht, im Regal – auch das Trockenfutter und die vielen Leckerlis! Was man nicht im Haus hat, kann man nicht verfüttern ...
Auf diese Weise muss man auch nicht mehr ankämpfen gegen die treuen Blicke des geliebten Gefährten, gegen die eigene Nachgiebigkeit und gegen die fordernde Hundenase. Die weiß nämlich ganz genau, wenn da oben im Schrank etwas Leckeres liegt! Hunde können eben auch mit der Nase „sehen".

heute erscheint das Kochen von Hundefutter nicht sinnvoller.

Zudem: Für einen Laien ist Fertigfutter eine sichere Bank, denn bei richtiger Auswahl und Dosierung ist eine ausgewogene Mineral- und Vitaminversorgung gewährleistet. Bei Selbstgekochtem ist dies nicht gegeben, denn der Gehalt an Vitaminen und Mineralstoffen variiert hier beträchtlich.

Aber wenn man selbst kochen möchte, sollte man „Hundemahlzeiten" zubereiten: Menschenkost ist für Hunde ungesund. Wir essen im Vergleich zu dem, was für Hunde verträglich ist, viel zu stark gewürzt. Auch viele Halbfertigprodukte sind übrigens entsprechend vorbehandelt.

Zum Abspecken das Futter nicht nach dem jetzigen Gewicht dosieren, sondern nach dem „Wunschgewicht“.

Lösung für das „Moppelproblem“: Abspecken leicht gemacht

Was aber tun, wenn der vierbeinige Freund nun doch einmal etwas zu viel Speck auf den Rippen beziehungsweise den Hüften hat? „Ablaufen“ funktioniert bei unseren vierbeinigen Freunden leider nicht und auch lange Spaziergänge helfen nicht, weil Hunde sehr kraftsparend laufen – wir Menschen verbrauchen beim Laufen viel mehr Energie. Oder Schluss mit den Leckerlis – und damit dem Spaß?

Nein! Es gibt eine bessere und dabei einfache Variante: Der Vierbeiner bekommt nur noch Nassfutter! Das ist voluminöser und füllt den Bauch besser.

Wenn der kleine Nimmersatt trotzdem nach mehr verlangt, wird das Nassfutter kräftig mit Wasser, Reis oder Nudeln gestreckt. Schmeckt es ihm nicht, muss er eben auf seine Mahlzeit verzichten – denn wenn er nicht frisst, dann hatte er ja gar keinen wirklichen Hunger. Gegessen wird, was auf den Tisch kommt. Oder hat man für seine Kinder täglich à la carte gekocht?

Klar, solch ein Tag ist hart für den Kleinen (und für Herrchen und Frauchen!). Aber man sollte bedenken, dass ein Fleischfresser wie der Hund nicht ständig etwas zu fressen haben muss – auch wenn manche unserer vierbeinigen Freunde uns das glauben machen wollen ... Denn in der Natur ist ja auch nicht täglich um Punkt 12 Uhr die „Gazelle auf dem Tisch“ – schließlich kann bei Beutegreifern die anvisierte Mahlzeit einfach weglaufen.

Bei den vierbeinigen Nimmersatts ist zudem jede Zeit, die man nicht zu Hause verbringt, wunderbar als „fressfreie Phase" zu nutzen! Denn wo kein Publikum ist, lohnt es sich für den Hund auch nicht zu lungern. Und wenn man wiederkommt, ist man der beste Mensch der Welt, weil man lecker Futter serviert.

Wichtig: Bei der Festlegung der Tagesration zum Abnehmen richtet man sich nicht nach den Angaben für das jetzige Körpergewicht, sondern nach dem **angestrebten Gewicht** des Vierbeiners – und davon zieht man nochmal etwa ein Viertel

Bei einem moppeligen Hund heißt es konsequent sein und Futter rationieren!

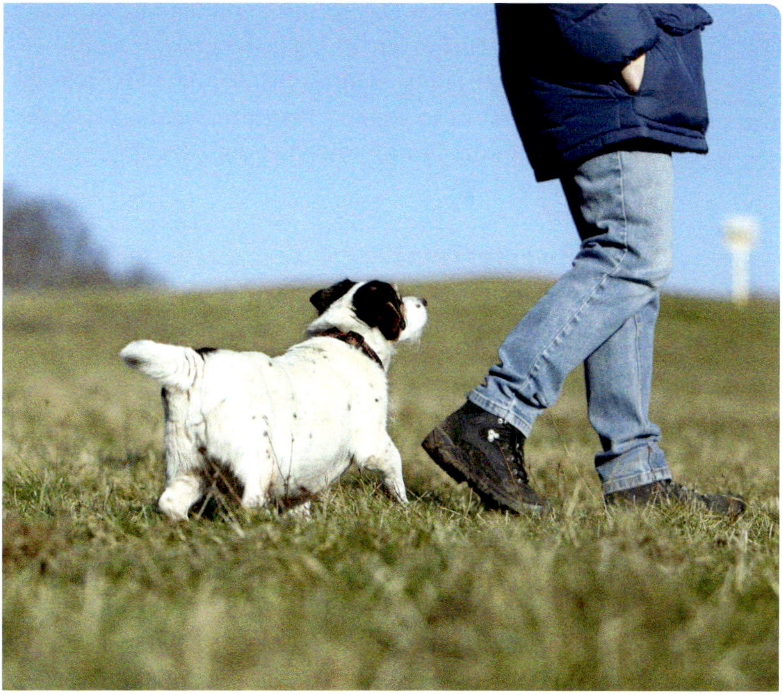

ab. Gibt man Futter für sein aktuelles Gewicht, hält er es ja und wird nicht abnehmen. Dann gibt man noch „eine Prise Konsequenz“ bei der Durchführung dazu – und der Hund sieht bald wieder rank und schlank aus!

Leckerlis müssen übrigens nicht wegfallen – Spaß muss doch auch und gerade in Zeiten der Diät sein! Man kann die üblichen Leckereien durch Gemüsestücke ersetzen, die machen nicht dick. Oder man stellt Leckeres selbst her wie die an anderer Stelle beschriebenen hartgeröstetem, mit einer Wurstscheibe abgeriebenen Schwarzbrotstückchen.

Zugegeben: Das ist alles einfach gesagt. Dass die Durchführung einiges abverlangt, weiß mancher ja aus eigener Erfahrung. Oder warum sonst ist in so vielen Illustrierten jedes Frühjahr wieder die brandneue Diät ein Verkaufsrenner ...?

Zu guter Letzt

Bleibt mir nur zu sagen: Haben Sie Mut zum Glück! Ein kleiner Hund kann das Leben so unendlich bereichern! Und wenn ich dazu habe beitragen können, dass auch nur einige Menschen glücklich sind, glücklich bleiben oder sogar glücklich werden mit einem Hund, würde mich das sehr freuen.

In diesem Sinne wünsche ich allen, die sich für einen passenden vierbeinigen Begleiter entscheiden, viel Freude mit ihrem kleinen Hundefreund. Schließlich weiß ich aus meiner täglichen Praxis nur zu gut, wie glückliche Menschen aussehen: Es sind die, die ihr Leben mit einem Freund und Partner auf vier Pfoten teilen, der zu ihnen passt und der ihr Leben bereichert. Schön, dass es diese Menschen (und Hunde) gibt. Und noch schöner, wenn es mehr würden ...

Auf in eine schöne gemeinsame Zukunft!

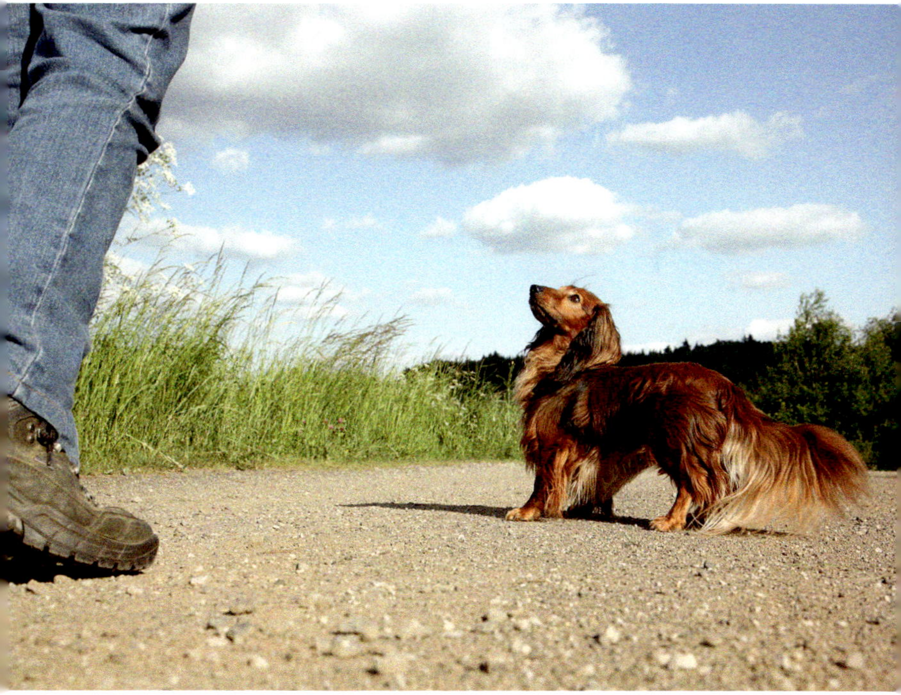

Service

Buchempfehlungen

Del Amo, Celina: Hundeschule Step by Step. Ulmer, Stuttgart, 2007.

Del Amo, Celina: Spiel- und Spaßschule für Hunde. Ulmer, Stuttgart, 2008.

Laukner, Anna: Hunde pflegen. Ulmer, Stuttgart, 2009.

Lehari, Gabriele: 400 Hunderassen von A–Z. Ulmer, Stuttgart, 2009.

Mahnke, Karina: Grundschule für Hunde. Ulmer, Stuttgart, 2008.

Ohl, Frauke: Körpersprache des Hundes. Ulmer, Stuttgart, 2006.

Schmidt-Röger, Heike: Das große Ulmer Hundebuch. Ulmer, Stuttgart, 2008.

Schmidt-Röger, Heike: Mein kleiner Hund. Ulmer, Stuttgart, 2009.

Whitehead, Sarah: Hunde in der Stadt. Ulmer, Stuttgart, 2009.

Interessante Internetadressen

Verband für das Deutsche Hundewesen e.V. (VDH)
www.vdh.de

Verband Deutscher Kleinhundezüchter e.V.
www.kleinhunde.de

Deutscher Tierschutzbund e.V.
www.tierschutzbund.de

Tierregistrierung TASSO e.V.
www.tasso.net

Hinweis:
Der Verlag Eugen Ulmer ist nicht für den Inhalt von Links verantwortlich.

Stichwortverzeichnis

Bildquellen

animals-digital/Th. Brodmann: S. 30, 103, 105, 113, 120
animals-digital/Hagedorn: S. 34
animals-digital/Lindert-Rottke: S. 83
Kiki Beelitz: S. 6, 10, 17, 25, 54, 60, 67, 92, 96, 107, 114
Heike Schmidt-Röger: Titelfoto, S. 1, 2, 4, 7, 12, 14, 19, 22, 32, 36, 38, 45, 50, 52, 58, 62, 71, 72, 73, 74, 75, 77, 78, 81, 89, 90, 94, 99, 109, 111, 115, 118, 123, 125
Zoonar/Hans Kuczka: S. 76

Die in diesem Buch enthaltenen Empfehlungen und Angaben sind von der Autorin mit größter Sorgfalt zusammengestellt und geprüft worden. Eine Garantie für die Richtigkeit der Angaben kann aber nicht gegeben werden. Autorin und Verlag übernehmen keinerlei Haftung für Schäden und Unfälle. Der Leser sollte bei der Anwendung der in diesem Buch enthaltenen Empfehlungen sein persönliches Urteilsvermögen einsetzen.

Bibliografische Information der Deutschen Nationalbibliothek

Die Deutsche Nationalbibliothek verzeichnet diese Publikation in der Deutschen Nationalbibliografie; detaillierte bibliografische Daten sind im Internet über http://dnb.d-nb.de abrufbar.

Wollgrasweg 41, 70599 Stuttgart (Hohenheim)
E-Mail: info@ulmer.de
Internet: www.ulmer.de
Lektorat: Heike Wells, Antje Springorum
Beratung: Karin Aigner, Berlin
Herstellung: Ulla Stammel
Umschlagentwurf: red.sign, Anette Vogt, Stuttgart
Satz: r&p digitale medien, Echterdingen
Druck und Bindung: Firmengruppe APPL, aprinta druck, Wemding
Printed in Germany

ISBN 978-3-8001-5943-7